U0880052

现代著名

·老中医名著·

重刊丛书

上海中医研究所 主编

第一辑

现代著名老中医名著重刊丛书

张赞臣
临床经验选编

人民卫生出版社

图书在版编目(CIP)数据

张赞臣临床经验选编/上海中医研究所主编. —北京：人民卫生出版社，2005.9
（现代著名老中医名著重刊丛书 第一辑）
ISBN 978-7-117-06973-1

Ⅰ. 张… Ⅱ. 上… Ⅲ. 中医学临床-经验-中国-现代 Ⅳ. R249.7

中国版本图书馆 CIP 数据核字(2005)第 079832 号

人卫社官网	**www.pmph.com**	**出版物查询，在线购书**
人卫医学网	**www.ipmph.com**	**医学考试辅导，医学数据库服务，医学教育资源，大众健康资讯**

现代著名老中医名著重刊丛书

第一辑

张赞臣临床经验选编

主　　编：上海中医研究所
出版发行：人民卫生出版社（中继线 010-59780011）
地　　址：北京市朝阳区潘家园南里 19 号
邮　　编：100021
E - mail：pmph @ pmph.com
购书热线：010-59787592　010-59787584　010-65264830
印　　刷：中农印务有限公司
经　　销：新华书店
开　　本：850×1168　1/32　**印张**：7.5
字　　数：161 千字
版　　次：2005 年 10 月第 1 版　2024 年 11 月第 1 版第 14 次印刷
标准书号：ISBN 978-7-117-06973-1/R·6974
定　　价：15.00 元
打击盗版举报电话：010-59787491　E-mail：WQ @ pmph.com
（凡属印装质量问题请与本社市场营销中心联系退换）

出版说明

秦伯未、施今墨、蒲辅周等著名医家，既熟通旧学，又勤修新知；既提倡继承传统中医，又不排斥西医诊疗技术的应用，在中医学发展过程中起到了承前启后的作用。这批著作均成于他们的垂暮之年，有的甚至撰写于病榻之前，无论是亲自撰述，还是口传身授，或是其弟子整理，都集中反映了他们毕生所学和临床经验之精华，诸位名老中医不吝秘术、广求传播，所秉承的正是力求为民除瘼的一片赤诚之心。诸位先贤治学严谨，厚积薄发，所述医案，辨证明晰，治必效验，不仅具有很强的临床实用性，其中也不乏具有创造性的建树；医话著作则娓娓道来，深入浅出，是学习中医的难得佳作，为近世不可多得的传世之作。

由于原版书出版的时间已久，已很难见到，部分著作甚至已成为学习中医者的收藏珍品，为促进中医临床和中医学术水平的提高，我社决定将一批名医名著编为《现代著名老中医名著重刊丛书》分批出版，以飨读者。其中“第一辑”收录13种名著：

《中医临证备要》　　《施今墨临床经验集》
《蒲辅周医案》　　《蒲辅周医疗经验》
《岳美中论医集》　　《岳美中医案集》
《郭士魁临床经验选集——杂病证治》

《钱伯煊妇科医案》　　《朱小南妇科经验选》
《赵心波儿科临床经验选编》《赵锡武医疗经验》
《朱仁康临床经验集——皮肤外科》
《张赞臣临床经验选编》

这批名著原于20世纪60年代前后至80年代初在我社出版，自发行以来一直受到读者的广泛欢迎，其中多数品种的发行量都达到了数十万册，在中医界产生了很大的影响，对提高中医临床水平和中医事业的发展起到了极大的推动作用。

为使读者能够原汁原味地阅读名老中医原著，我们在重刊时采取尽可能保持原书原貌的原则，主要修改了原著中疏漏的少量印制错误，规范了文字用法和体例层次，在版式上则按照现在读者的阅读习惯予以编排。此外，为不影响原书内容的准确性，避免因换算造成的人为错误，部分旧制的药名、病名、医学术语、计量单位、现已淘汰的检测项目与方法等均未改动，保留了原貌。对于犀角、虎骨等现已禁止使用的药品，本次重刊也未予改动，希冀读者在临证时使用相应的代用品。

人民卫生出版社
2005年7月

前　言

老中医的临床医疗经验，是中医药学遗产的重要组成部分。认真做好老中医经验的整理总结工作，对于继承中医药学遗产，加快中西医结合研究工作的步伐，更好地为广大人民服务，具有重要的意义。为此，特汇集整理出版《张赞臣临床经验选编》一书。

老中医张赞臣教授今年77岁，原籍江苏武进蓉湖人。其家代以医传，已历三世。张老幼承庭训，早年随其父名医张伯熙临证学习，后又从医界前辈谢利恒、曹颖甫、包识生诸师攻读深造，并毕业于上海中医大学。从事临床工作已有50多年，对中医内、外、妇、儿、五官各科均有相当造诣和丰富经验，尤其对中医喉科、外科的各种病证的辨证论治方面有所专长，在理论上也有着自己的见解。例如：对于五官科和外科病症的病因病机，则主张多与肺、肝、脾功能失调有关，因而在治疗上，除进行局部外治外，并针对具体脏腑病变进行治疗，每获良效。又如在诊治慢性病方面，强调顾及后天之本——脾胃，也往往获得满意的疗效。这些学术见解，在本书中均有所反映。

本书所载临床资料，是从张老医师1962—1967年各科的诊疗记录中选编出来的，其中绝大部分病例是经过随访复查，得到病员好评的；还有很多病例是经过西医诊治疗效不显，又要求张老医师运用中医药治疗而取得较好疗效的。

本书共分医案、论述和验方三个部分。医案部分，以五官科疾病为主，兼及外、内科等。每科之下，列举数案，有比较地介绍了病同证异的不同治法；其中许多医案记载了自初诊开始直至治愈为止的治疗经过；在每一医案中所加按语，力求对辨证要点、立法依据作一扼要的阐述，并对某些用药经验加以重点说明。论述部分，是根据部分学员平时对张老讲解医药经验的记录整理而成的，虽然涉及面较广，系统性不够，但可反映出一些辨证、用药和治疗经验。验方部分，以外治为主，兼及内服方。这些方药，或为自订，或为在古方和家藏秘方的基础上化裁而成，临床常用，并具一定疗效。

本书部分临床资料由上海市第一人民医院提供，在此表示衷心的感谢。

本书由郑昌雄、叶显纯、倪合也、陈之才、郭天玲和金明弼同志整理。

全书内容虽经张老医师亲自审修，大体上能真实地反映其学术思想和实践经验，但难免仍有词不达意以及缺点和错误的地方，诚恳地希望读者予以批评指正。

上海中医研究所

1980年10月

目　录

医案部分

五官科医案

喉　痹（7 例）

例一：吴某，女，40 岁，教师。门诊号：53714。

初诊（1962 年 11 月 3 日）：素有咽干之症，经常头晕且痛，1 个月前患喉头息肉，手术切除后咽痛更甚，甚则声音嘶哑。脉细，苔根腻，咽部隐红。证属阴液不足，肝阳上亢，肺气失宣。治以益阴平肝宣肺。

白芍6克　穞豆衣9克　牛蒡子6克　桔梗3克　生甘草2.4克　玄参4.5克　天花粉9克　川石斛9克　玉蝴蝶2.4克　藏青果3克

二诊（11 月 7 日）：服 4 剂后，尚感舒适。续与上方 5 剂。

三诊（11 月 12 日）：声嘶较扬，咽痛轻减；惟有时仍感头痛。原方去川石斛，加甘菊花4.5克。再服 5 剂。

四诊（11 月 21 日）：咽喉干痛轻减，惟言多声高尚感作痛，左侧咽红尚甚，右侧色已淡，有时仍有头晕。脉弦细，苔淡薄。再予平肝益阴，宣肺利咽。

白芍4.5克　白蒺藜9克（去刺）　穞豆衣9克　珠儿参

9克　玄参4.5克　天花粉9克　桔梗3克　生甘草2.4克　玉蝴蝶2.5克　藏青果3克　7剂。

五诊（11月28日）：服前方后，咽红干痛基本已瘥。续服7剂。

六诊（12月8日）：咽干作痛基本已愈，与清润之剂代茶饮之。

玄参4.5克　藏青果3克　桔梗3克　生甘草1.4克　射干3克

至1963年3月16日又来门诊。主诉：本学期已恢复上课，但咽痛时发时愈，疲劳时尤甚，头痛时作。两咽关隐红，左侧尚有糜碎。再宗前法方意，调治2月。

1964年3月随访：据述已上课年余，症情基本稳定，未发作。

例二：胡某，男，26岁，机关工作人员。门诊号：69881。

初诊（1963年7月17日）：近2月来常有低热，咽喉干痛，吞咽时有梗塞感，两咽关隐红，凹窠左侧有结节，上腭有小瘰及哥窑纹；经常失眠，精神疲乏，头晕脑胀，舌苔浊腻，脉细涩。证属心营不足。治以平肝清肺，养心宁神。

白芍9克　穞豆衣9克　射干3克　山豆根4.5克　生甘草2.5克　桔梗3克　牛蒡子4.5克　炙僵蚕9克　五味子3克　生熟枣仁各9克　茯苓神各9克　忘忧草12克　水炙远志3克　朱灯心2.5克

二诊（7月20日）：上药服3剂，症情同前，夜寐稍安，舌苔浊腻罩黄。原方去枣仁、远志，加杏苡仁各9克，橘白络各3克。服5剂。

三诊（7月25日）：药后咽干痛稍见轻减，惟觉胸闷气滞，食后作嗳。

原方加野蔷薇花3克，炒枳壳4.5克。再服5剂。

四诊（7月30日）：精神较好，胃纳亦佳，惟咽部异物梗阻感依然。

上方去枳壳，加佛手花2.5克，绿萼梅1.5克，再服5剂。

五诊（8月10日）：咽喉干痛，梗塞在于气道，吞咽仍感不利，痰粘不易咯吐，情绪不宁而烦躁，睡眠时好时差，胸闷气滞，嗳气。脉滑，重按无力，舌苔淡薄。证属肝胃不和，肺气失宣，神失安宁，治以化痰理气宁神。

白芍9克　郁金4.5克　野蔷薇花3克　橘络4.5克　茯苓神各9克　水炙远志3克　五味子2.5克　麦冬6克　桔梗3克　生甘草1.5克　忘忧草12克　淮小麦9克　6剂。

六诊（8月16日）：药后，咽部梗塞感轻减。再服6剂。

七诊（8月22日）：症情基本稳定，惟觉咽干涩不利，上方去郁金、橘络、远志，加北沙参9克，川石斛9克，再服5剂。

八诊（8月31日）：两咽关及底壁均转清润，惟吞咽时有轻微堵塞感，精神疲乏后，尚有火升烘热之象，大便时气注如矢。再予益阴运脾。

白芍9克　丹皮4.5克　穞豆衣9克　桔梗3克　生甘草2.5克　川石斛9克　焦白术6克　茯苓神各9克　五味子2.5克　淮小麦9克　忘忧草12克　6剂。

九诊（9月7日）：药后，续有改善。再服6剂。

十诊（9月14日）：咽部梗塞感又见轻减，哥窑纹日见消退，惟饮食不馨，头晕耳鸣。乃体质虚弱，肝胃未和。再予平肝益阴扶正。

白芍6克　穞豆衣9克　甘杞子4.5克　春砂花3克　野蔷薇花3克　北沙参9克　射干3克　桔梗3克　生甘草2.5克　麸炒枳壳4.5克　茯苓神各9克　制首乌9克　采芸曲9克（包煎）

药后症状日见轻减，惟体力尚感不适，易于疲乏，饮食无味，夜梦纷纭。先后加熟女贞9克，远志肉4.5克。续服10剂。

十四诊（10月16日）：病情已趋稳定，咽喉底壁清润，上腭小瘰已退，哥窑纹亦基本消失，惟咽喉尚有梗塞之感，吞咽偶有不适。以丸剂及代茶饮缓缓调治之。

①半贝丸45克，每日早上服3克；二至丸60克，每日晚上服4.5克。

②珠儿参9克　桔梗3克　生甘草2.5克　射干2.5克开水泡，代茶常饮。

以后每隔半月来门诊一次，症情稳定，情绪亦较安宁。1964年1月11日来门诊后，直至同年4月8日又来门诊一次。自诉3个月来情况稳定，但在工作繁忙和参加劳动后，咽喉尚感不适。仍予前法调治，以巩固疗效。

例三：刘某，女，34岁，机关工作人员。门诊号：55688。

初诊（1962年11月3日）：半年来咽干燥痛，夜间尤甚，上腭及咽关小瘰密布，头目昏眩，有时便溏。脉细，苔薄。乃真阴内亏，脾运失司，先予益阴平肝。

杭菊花9克　穞豆衣9克　白蒺藜9克（去刺）　北沙

参9克　川石斛9克　桔梗3克　生甘草2.5克　射干4.5克　天花粉9克　藏青果3克　6剂。

复诊时，自诉咽干燥痛已减，头晕亦轻，惟夜寐不安，大便不实。原方加生枣仁12克，采芸曲9克（包煎），服5剂。

三诊（11月10日）：咽痛已轻减，惟咽中尚觉干燥，近日腹痛便溏。脉细弱，重按带弦，舌苔薄，根略腻。此系脾胃薄弱。予益阴悦脾法。

炒菊花6克　穞豆衣9克　生甘草2.5克　桔梗3克　麸炒枳壳4.5克　炒乌药4.5克　采芸曲9克（包煎）　珠儿参9克　炒白芍4.5克　焦白术6克　炒山药9克

服药3剂后，腹痛轻减，大便尚稀。上方去穞豆衣，服6剂后，大便次数已减，惟仍稀薄。续服5剂。停药一个时期。

四诊（1963年8月4日）：咽喉干痛之症近又复发，两咽关焮红，上腭小瘰密布，额前头痛较甚，夜寐不安，大便稀溏。脉细数，苔薄腻。为肝脾不和，阴虚阳亢之候。治以平肝益阴宁神。

白芍9克　白蒺藜9克（去刺）　穞豆衣9克　射干3克　生甘草2.5克　天花粉9克　珠儿参9克　水炙远志4.5克　合欢花4.5克　忘忧草9克　采芸曲9克（包煎）

服6剂后，头痛目眩已减，大便次数亦少，惟感腹胀，加麸炒枳壳4.5克。以后又连续诊治2个月，以平肝、悦脾、理气、宣化之法出入，着重于调理脾胃。如腹痛，加广木香2.5克，炒乌药4.5克；大便溏泄加土炒白术6克，怀山药9克；寐不安加仙半夏4.5克，北秫米9克（包煎），抱木茯神9克，忘忧草9克。至10月30日诊治时，上腭小瘰已淡，仅咽关处有些隐红。至11月20

日症情基本稳定，故予桑麻丸、归脾丸，每日各服4.5克，以资巩固。

例四：雍某，女，26岁，教师。门诊号：19331。

初诊（1963年9月4日）：自幼发音声调较低，不能多言。最近5年常有喉痛，声音嘶哑，有时音哑不能出声。近一年来较前更甚，咽部两侧微红，其底壁结节高凸，干燥隐痛，作痒咳嗽，咽部常似有物梗阻，胸膺气滞作闷，头痛偏左，饮食不馨，大便不正常。脉细滑，苔淡薄。证属肺气不宣，清肃失司；肝脾不和，输化乏权。予益阴润肺，调和肝脾。

白芍9克　珠儿参9克　川百合9克　桔梗3克　生甘草2.5克　广郁金4.5克　野蔷薇花3克　土炒白术9克　怀山药9克　制首乌9克　肥玉竹9克　采芸曲9克（包煎）

服6剂后，胸闷较减，咽喉干痛亦较轻。仍予原方6剂。

三诊（9月19日）：喉痒微咳，胸膺气滞，微有隐痛，讲话时声音不能畅达，言语不能持久。此乃肺气不宣，宗气不足。仍宗原意出入。

北沙参9克　珠儿参9克　川百合9克　桔梗3克　生甘草2.5克　广郁金4.5克　野蔷薇花3克　土炒白术9克　怀山药9克　麦冬9克　采芸曲9克（包煎）

6剂服后，两咽关明润，惟胸膺气滞不舒，大便仍时干时溏。前方加莲肉9克。再服13剂。

六诊（10月16日）：胸痛气滞，咽喉底壁清润，惟右上侧仍有结节微痛，微咳，声音不扬。再予清肺益阴，理气悦脾。

北沙参9克　川百合9克　珠儿参9克　桔梗3克　生甘草2.5克　浙贝母9克　橘络3克　野蔷薇花3克　元米

炒麦冬9克　土炒白术9克　采芸曲9克（包煎）　7剂。

因患者下乡劳动，故又给二至丸120克，每日2次，每次服4.5克，温开水送服。

劳动回来，自诉声音嘶哑与胸闷均轻减，睡眠亦安，惟大便尚时干时溏。

七诊（11月27日）：咽喉干痛，声音嘶哑基本稳定，惟咽底壁右侧尚有结节增厚之象；消化力薄，脾胃运化乏权，腹痛气滞，大便溏薄。脉细弱，舌苔淡薄。予调和胃肠，再图培本。

炒白芍6克　炒乌药4.5克　焦白术6克　炒怀山药9克　生熟米仁各9克　炒扁豆9克　陈皮4.5克　春砂壳3克　采芸曲9克（包煎）　6剂。

八诊（12月11日）：饮食渐增，大便转实，惟日来又觉胸膺闷痛，咽部不舒，频频作咳，额前作胀。脉细，苔净。再予清肺益阴，兼顾脾胃。

珠儿参9克　川百合9克　桔梗3克　生甘草2.5克　广郁金4.5克　野蔷薇花3克　杭菊花4.5克　天花粉9克　焦白术9克　7剂。

1964年5月20日随访，声音已复正常，担任教学工作如初。

例五：李某，男，32岁，机关工作人员。门诊号：67385。

初诊（1962年11月3日）：1958年开始咽干作痛，目前经常发作，两咽关及蒂丁微红，上腭小瘰密布，声音嘶哑，精神疲惫，胸膺满闷，咳痰不爽，色黑，多言则气急，行走则气喘，畏寒，夜尿不能自禁。脉细弱，苔淡薄。属肺肾阴虚为主。

白芍9克　制首乌9克　玉竹9克　北沙参9克　桔梗

3克　生甘草2.5克　海蛤粉9克（包煎）　益智仁4.5克　山萸肉4.5克　玄参4.5克　怀山药9克

服7剂后，黑痰已少，音稍扬。再服7剂，因盗汗时作，原方加淮小麦12克。服7剂。

服药后症情稳定，精神日见好转，仍宗上法。在心慌气怯症状明显时，加五味子2.5克，淮小麦12克；脘胁滞胀，纳食不舒时，加麸炒枳壳4.5克，炙鸡金6克，采芸曲9克（包煎）；夜寐不安，加忘忧草9克，合欢花4.5克，水炙远志3克，生熟米仁各9克，抱木茯神9克；胸闷、痰粘难咯时，加橘络、郁金、瓜蒌皮、野蔷薇花、半贝丸等。前后共诊14次，每次服药5～6剂，症状大见好转，咽红较减轻，上腭小瘰亦少，精神转佳。停药3个月。1963年7月17日，又因左咽关作痛，神疲欲寐而来门诊。继续依上法调治至年底，症状基本痊愈，咽部清润，上腭小瘰已消退，声音亦接近正常，且已恢复全天工作。

按：喉痹，相当于现代医学的咽喉炎。有急慢性之分。由于慢性者病多缠绵难愈，故临床上较为多见。此处所录者均为慢性咽喉炎疾病。

以上五例得病时间，少则半年，多至四五年。虽同属喉痹，但病情轻重程度不一。例一较轻，例五较重。其病机主要表现为阴虚，用药均在养阴利咽的范围，但由于兼夹症状不同，故辅佐药互有出入。例一兼有肝旺，因而加入穞豆衣、白蒺藜、杭菊花平肝益阴。例二并见心神不宁之症，故加用茯神、远志、枣仁、淮小麦、五味子等养心宁神。例三兼夹脾虚症状，则佐以焦白术、怀山药、采芸曲等悦脾和中。例四夹有肺气不宣者，故加郁金、玉竹等益肺宽胸。例五兼有肾亏者，则加益智仁、山萸肉、制首乌等益肾。总之，治疗阴虚喉痹，应抓住病之本，即针对内脏虚而调之，用药主次配伍适宜，方可达到病愈的目的。

例六：筱某，女，33 岁，演员，已婚。门诊号：89558。

初诊（1965 年 6 月 30 日）：曾有肝肿大病史。两周前感冒后，即感咽痛，喉头梗塞，微有咳嗽，胸闷作痛，经某医院检查，声带无病变。曾服西药及用理疗方法治疗，效果不显。

现诊得咽痛，且如有物梗阻，痰粘色黄，欲吐不得，欲吞不下，胸膺闷痛。脉弦滑，舌苔薄腻，喉核隐红，舌下筋脉紫褐色。病历两周，由痰热互阻，肺失清肃。防成喉痹，治当清化痰热，宣肺利咽。

杏苡仁各9克　牛蒡子9克　射干4.5克　白桔梗3克　生甘草2.5克　肥知母9克　川贝粉4.5克（分二次吞服）　海蛤粉9克（包煎）　蒌皮根各9克

二诊（7 月 3 日）：上方迭服 3 剂，咽痛及喉头梗阻感均有轻减，痰转稀白，量多易咯；惟胸次作痛依然。脉滑，舌苔薄腻已化，舌下筋脉紫褐色较淡，咽底壁结节略有增生。系痰阻肺络未清之故。前方加丝瓜络9克。

上方连服 6 剂（每日 1 剂），症情进一步好转，咽喉隐红亦退，喉头梗阻已除。随访 4 个月未见复发。

按：本病例患者始自感冒咽痛后则喉头如有物梗阻，欲吐不得，欲吞不下，为痰热阻于气道，若不详察病症，则往往会误诊为梅核气（即“咽部神经症”）。在交错的症状中，抓住咽痛，舌苔薄腻，舌下筋脉紫褐色等主要矛盾，治以化痰宣肺之剂，迭服 6 剂即霍然而愈。若误以为梅核气治之，则不贲事者几希。

例七：黄某，男性，39岁。门诊号：44524。

初诊（1963年7月26日）：乳蛾屡发已十余年，经手术切除后，经常发生咽喉干痛，甚则声音发沙，喉头两侧及底壁焮红，且有结节，堵塞不舒，痰粘咯吐不爽，近三个月来，每在多言后则觉咽部左侧麻木发哽，并有紧缩感，经用理疗和各种药物治疗，未见好转。脉弦滑，苔薄腻。检查：咽粘膜较红，扁桃体已摘除。喉前庭及声带充血，左声带活动度较差，中段有红丝小结，边缘不齐，中后2/3闭合不全。耳、鼻均未发现异常。证属喉痹，由痰热内蕴，肺气不宣所致。治宜清化痰热，开泄肺气。

牛蒡子4.5克　光杏仁9克　浙贝母9克　生甘草2.5克　嫩射干3克　大白芍4.5克　粉丹皮4.5克　桑蒌皮各6克　海蛤粉9克（包煎）　5剂。

二诊（8月2日）：服药后，粘痰咯吐较爽，咽喉干痛午前较差，午后热痛，声音嘶哑，且感喉头堵塞不适。检查：声带充血弥漫，前联合处水肿，左声带活动较前进步，闭合较好。脉弦滑，苔腻根糙。仍宗原意治之，上方去瓜蒌皮，加肥知母4.5克，淡黄芩4.5克，天花粉9克，服5剂。

三诊（8月9日）：喉头痰粘已减，咽部两关虽然明润，但凹窝（咽侧壁）内侧仍有结节，且觉干涩不舒。检查：声带充血减退，左前端有小结样形成。脉滑，苔薄根腻已化。仍宗清化痰热，佐以益阴。上方去海蛤粉、肥知母、淡黄芩，加大麦冬9克，京玄参4.5克，服5剂。

外用药：珠黄青吹口散［见“验方部分”第（67）

方］3克，每日2～3次，每次少许，吹入咽部患处。

四诊（8月16日）：咽部两关较清润，凹窝内侧结节亦小，惟喉头有时尚感干涩不舒。脉滑，苔薄。再从原意进治。

牛蒡子4.5克　嫩射干3克　白桔梗3克　生甘草2.5克　白芍6克　天花粉9克　大麦冬9克　京玄参4.5克　粉丹皮4.5克　10剂。

外用药同前。

五诊（8月30日）：微咳、痰粘易咯出，言语过多则感声嘶不扬。检查：声带充血显著减退，水肿消失，左声带小结样突出稍平。证属痰热留恋于肺。仍宗原意出入。

牛蒡子4.5克　浙贝母9克　白桔梗3克　生甘草2.5克　嫩射干3克　天花粉9克　京玄参4.5克　生白芍6克　瓜蒌皮9克　服6剂。

外用药同上。

六诊（9月6日）：咽关右侧隐痛，微痒欲咳，痰粘，音嘶渐扬。检查：声带小结样突出已消退，左声带稍有充血，声带活动仍较差。上方去玄参，加地枯萝9克。服7剂。

七～十二诊（9月14日～11月15日）：症情基本稳定，上方随证加减连服30余剂，并辅以外用药，音嘶已复正常；惟迩来每在劳累或精神紧张后，咽喉又有紧缩不适感，底壁略增厚。脉苔均正常。检查：声带活动良好。再予益阴利咽佐以柔肝法，以资巩固。

生白芍6克　穞豆衣6克　天花粉9克　玄参4.5克　白桔梗3克　生甘草2.5克　嫩射干3克　肥知母4.5克　藏青果3克　服6剂。

按：例六、例七，症见咽痛、痰粘、胸闷、咽喉红、苔薄腻、脉弦滑等，显为痰热内阻于喉之征，倘用养阴利咽常法，未必取效；如只顾清上，势必痰凝不化；若只顾化痰，亦不利于病。如此痰热并存之证，宜用清热化痰并治之法，配伍适当，故能收功。

急 喉 风（5例）

例一：顾某，男性，54岁。

初诊（1976年2月21日）：咽喉红肿觉痛，吞咽不利，喉头痰粘如堵，已有三天。脉滑，舌质红，苔腻。检查发现咽部充血，会厌舌面红肿明显，左软腭充血肿胀，诊断为：急性会厌炎。证属痰热逗留肺胃。治以清热化痰利咽。

薄荷叶3克（后下）　荆芥6克　牛蒡子9克　炙僵蚕9克　白桔梗4.5克　甘草3克　黄芩9克　金银花9克　山豆根4.5克　挂金灯9克　赤芍9克　4剂

外用药：上品冰硼散［见“验方部分”第（73）方］吹咽，每日3或4次。

二诊（2月24日）：咽喉肿痛已退，焮红退而未尽，喉头堵感亦减，已能吞咽。脉细，苔腻，小便色黄。余热未尽。再予清化泄热利咽。

上方去荆芥，加赤茯苓12克，连翘9克。

三诊（2月28日）：服前方4剂后，会厌充血肿胀消失，咽部及软腭尚有小瘰，痰多，喉头粘腻。再予清热化痰调治，以冀清澈。

挂金灯9克　丹皮9克　天花粉12克　玄参9克　白桔梗4.5克　甘草2.5克　黄芩9克

连服5剂后，于3月4日随访，会厌及软腭肿胀充血全部消退而愈。

例二：蒋某，男性，45岁，住院号：290895。

初诊（2月24日）：患者近三个月来咽部常有梗塞感，但吞咽无困难，一天来吞咽作痛，不能进食，于今日入院。检查发现会厌舌面红肿充血，偏左侧有乳白色黄豆大小的囊肿，表面充血，全身无特殊发现。拟诊为急性会厌炎（会厌囊肿继发感染）。

会厌左侧红肿，咽喉底壁有结节，纳唾吞咽作痛。脉弦滑，舌质红，苔薄。由痰热阻肺，气火上升所致。治以清化痰热消肿。

薄荷叶3克（后下） 挂金灯12克 赤芍9克 丹皮9克 僵蚕9克 山豆根9克 黄芩9克 牛蒡子9克 白桔梗4.5克 人中黄3克 连翘9克 鲜芦根30克 3剂。

另用：银硼漱口液漱口，连续2天，每天3~4次。

二诊（2月26日）：咽痛明显好转，会厌舌面粘膜尚微有充血水肿，偏左见一囊肿，脉弦滑，苔根黄腻。治以清化痰热利咽。

挂金灯9克 赤芍6克 丹皮9克 山豆根4.5克 牛蒡子9克 白桔梗4.5克 甘中黄3克 3剂。

2月28日：咽喉痛已止，进食如常，检查：会厌充血红肿全部消退。

三诊（3月2日）：迭进清化痰热之剂，咽痛已除，充血水肿亦退，为根治计，将囊肿在局麻下摘除后，咽部仍有梗阻感，口燥作干；脉滑，苔薄黄，余热未尽。再予清化调治。

银花9克 赤芍9克 丹皮9克 山豆根9克 牛蒡子9克 陈皮4.5克 玄参9克 川石斛9克 甘草3克

服3剂后，于3月3日痊愈出院。

按：急喉风，又名紧喉风。为喉风之一种。指喉风之发病急骤，迅即咽喉肿塞者。可以包括现代医学的急性会厌炎、急性咽喉炎以及急性扁桃体周围炎等病。由肺胃积热，复感风邪，风热相煽所致。治宜内服清热解毒，消肿止痛为主，外用清热化腐之药。以上两例同为急喉风（急性会厌炎），均用金灯山根汤加减内服，但由于局部病变略有殊异，因而配用外治药互有出入。例一会厌和软腭肿胀作痛，故参用上品冰硼散吹喉，促使肿胀消退而痛止。例二会厌部有乳白色黄豆大的囊肿，则配用银硼漱口液以清热祛腐。二诊时，因囊肿未消，防其发展而堵塞咽喉，造成窒息，故用手术摘除。这说明中西医两法合用，可以相得益彰，因而疗程短，收效快。

例三：文某，女性，20岁，菜场营业员。住院号：290790。

初诊（1976年2月19日）：患者半月前咳嗽，痰中带血，轻度吸气性呼吸困难，胸前区作痛。近四天音哑，咽喉部疼痛，吞咽时加重，并放射至耳部，伴高热已三天，曾在外院用多种抗生素及强的松等治疗未见好转，于今日入院治疗。检查发现咽粘膜充血，披裂肿胀充血明显，右室带亦充血明显，声带活动尚佳。两耳（－）。鼻中下甲较肿大充血。血常规：血红蛋白11.5克%，白细胞：30400/立方毫米，中性82%，淋巴17%。血压106/70毫米汞柱。胸透：肺纹理增多。余（－）。拟诊：急性咽喉炎。

风热之邪，引动肺胃之热，以致咽喉两关焮红微肿，底壁部有结节，吞咽困难，甚至恶心呕吐，且有发热（38℃），恶寒，咳嗽。脉滑，苔薄尖红。治以辛开苦降，泄热利咽。

薄荷叶3克（后下） 荆芥6克 牛蒡子9克 白桔梗4.5克 甘中黄3克 黄连3克 赤芍9克 金银花12克 射干4.5克 山豆根4.5克 僵蚕9克 3剂。

外用药：上品冰硼散［见“验方部分”第（73）方］吹喉，每日2~3次；并以银硼漱口液［见“验方部分”第（71）方］煎汤漱口。

二诊（2月21日）：咽喉两关红肿轻减，吞咽时尚感不利，发热未撤（38.1℃），饮急时则欲呛，作恶，胸膺闷塞，咳嗽痰多。脉滑，苔薄黄。大便干结不解。检查：披裂及声带充血明显减退，披裂仍有水肿。乃痰热化而未清，肺气不宣之故。再宗前法治之。

上方去山豆根、金银花，加黄芩9克，连翘9克，广郁金9克，生蒌皮仁各9克，火麻仁9克，5剂。

三诊（2月26日）：咽痛明显好转，声音嘶哑消失，大便已解，体温正常，惟咳嗽痰多。脉细，苔薄。披裂仍有轻度水肿，再予清化利咽。

赤芍9克 牛蒡子9克 白桔梗3克 甘草2.5克 玄参9克 黄芩9克 天花粉9克 瓜蒌仁（打）12克

服2剂后，于2月27日痊愈出院。为巩固计，原方续服3剂。

例四：苗某，男性，52岁，干部。

初诊（1976年1月27日）：患者咽痒干痛，音哑一月余，曾服中药如制黄精、桔梗、川百合、茯苓、姜炒竹茹、泽泻、前胡、南沙参、蒌皮根等未见改善，活动时反欲作吐。检查：咽充血，声带充血，活动尚佳。耳（-）。鼻中隔偏右，两中下甲肿大。脉弦滑，苔薄黄腻。拟诊为：亚急性喉炎。证属痰热互阻，肺胃不和。宜清热化痰，宣肺和胃，以金灯山根汤合温胆汤加减为治。

挂金灯12克　牛蒡子9克　白桔梗4.5克　甘草2.5克　赤芍9克　黄芩9克　制半夏6克　炒竹茹9克　陈胆星3克　射干3克　山豆根4.5克　炒枳壳4.5克　4剂。

二诊（1月29日）：声音嘶哑转扬，咽喉干燥痒痛轻减，欲吐亦减。脉弦，苔黄腻。再予宣肺化痰利咽。

上方去挂金灯、炒竹茹、陈胆星、炒枳壳，加前胡4.5克，玄参9克，7剂。

三诊（2月10日）：声音嘶哑基本转扬，咽喉干燥亦轻减。检查：会厌及梨状窝无异常，声带披裂原充血已退，活动佳，闭合尚可。脉滑，苔黄腻已化，根部尚腻。仍守原意治之，以资巩固。

上方去山豆根，加天花粉9克。

1977年10月门诊随访情况良好。

按：以上两例均为急性咽喉炎，亦同属于中医喉科学“急喉风”的范围，其证情同中有异，治疗每互有出入。例三是风热之邪，引动肺胃之热，故治以辛开苦降，泄热利咽。又因喉关焮红微肿，故外用上品冰硼散吹喉，并与银硼漱口液，以加强局部解毒消肿之作用。

例四是痰热互阻，肺胃不和，故治用清热化痰，宣肺和胃。以金灯山根汤合温胆汤加减，药用挂金灯、山豆根、黄芩、赤芍清热消炎；竹茹、枳壳、制半夏和胃降逆；牛蒡子、射干、白桔梗、甘草宣肺利咽。其后随证加减继治而愈。本例病虽月余，但病邪羁留未除，早用黄精、沙参、百合等益肺之药治疗会使肺胃之气不和，痰湿阻滞不化，出现作呕欲吐现象；应用和胃降逆，宣肺利咽之法，则能促使机体转化，迅予奏效，故临床遣方选药，务须辨证求因，索本探源，才能取得较好的疗效。

例五：唐某，男性，35岁。住院号：290630。

初诊（1976年2月12日）：患者咽喉痛，进食不便，伴有发热（38.1℃）已四天，近二天咽喉痛加剧，因用卡那霉素等治疗无效，而于当日入院。检查发现全身情况差，精神萎靡不振，面部表情痛苦，咽喉充血明显，悬雍垂水肿，左扁桃体周围肿胀明显，左软腭下塌。全身检查无特殊发现。诊断为：左扁桃体周围炎。

现感咽喉红肿疼痛，伴有发热、头晕，咽饮不利，痰粘喉头，腹痛，便溏。脉滑数，苔白滑。系由风热之毒侵袭而成喉风，治以疏风清热，解毒消肿。

荆芥6克　丹皮9克　黄芩9克　薄荷3克（后下）　白桔梗4.5克　金银花9克　炙僵蚕9克　甘草3克　连翘9克　挂金灯12克　山豆根4.5克　3剂。

外用药：上品冰硼散吹喉，每日3～4次，每次少许。并以银硼漱口液，煎汤漱口，日3～4次。

二诊（2月15日）：咽喉红肿渐退，咽痛及吞咽痛均明显减轻。脉数转缓，舌苔白腻未化。检查：悬雍垂仍有水肿，左扁桃体周围充血肿胀明显消退。再予原意出入。

上方去荆芥、挂金灯、连翘，加光杏仁6克，陈皮3克。外用药及漱口方同前。

三诊（2月17日）：咽喉红肿消退，咽部悬雍垂处焮红退而未尽，口苦作粘，咯痰不爽。脉象同前，苔白腻化而未尽。腹部微痛，大便稀溏。检查：悬雍垂肿胀已退，左后柱弓肿胀消退，有小脓点，可以进普食。再予化痰泄热，佐以悦脾。

炙僵蚕9克　白桔梗4.5克　甘草3克　金银花9克　光杏仁9克　焦白术9克　白茯苓9克　丹皮9克　黄芩4.5克

连服3剂后，于2月19日痊愈出院。

按：本例喉风与现代医学的扁桃体周围炎相近似。曾用抗生素等治疗无效。患者兼有腹痛、便溏、苔白腻等湿困气滞之候，但由于有表证，喉痛严重，故治疗当以“病”为主，其腹痛、便溏、苔腻为次要的，可以不顾，用疏风清热解毒法为主。又因咽关肿胀明显，故用上品冰硼散吹喉以消肿。含漱药不仅清洁口腔，且有加强局部解毒消肿之功。内外兼施，连续三诊而愈。可见临床上，需善于在错综复杂的病证中抓住其主要矛盾，不能见症治症，面面俱到，必须辨证施治，方能奏效。

喉　痛（5例）

例一：陈某，男，32岁，干部。门诊号：936。

初诊（1962年8月30日）：素有喉痛史，每因劳累辄易发作。四天前，因工作关系，连续二夜不寐，以致咽喉疼痛，有低热。在乘车来沪途中，咽痛更甚，吞咽困难，即至某医院耳鼻喉科诊治，症情未见轻减。来诊时，形寒发热（38℃），头痛以前额为甚，咽喉干燥作痛，声音嘶哑，痰多粘腻，胸闷。大便五天未解，小便色赤。脉滑数，舌苔根腻，右咽关红肿高突，延及颈部。精神疲乏，面红目赤。证属痰热内蕴，夹肝胃之火上升，而成右喉痛。病系喉痛，症情颇重，急投苦降涤痰，通利泄热之剂。

川黄连2.5克　赤芍9克　炙僵蚕9克　牛蒡子9克

挂金灯9克　山豆根9克　射干4.5克　桔梗3克　生甘草1.5克　黑山栀9克　知母9克　瓜蒌皮9克　元明粉9克（分冲）

外用药：①喉科牛黄散［见“验方部分”第（70）方］吹入喉部患处，每日2~3次。②银硼漱口液漱口，日3~4次。③芙蓉软膏［见“验方部分”第（1）方］外敷颈部，一日1换。

服药2剂后，大便通，发热退，咽喉红肿亦明显减退。二诊时，上方去川黄连、元明粉，再服2剂而愈。

例二：沈某，女，21岁，公社社员。门诊号：32960。

初诊（1962年10月12日）：以往有咽痛史，遇劳则发；半个月前患疟疾，治疗甫愈。10月4日起觉咽痛，伴有发热，继则咽喉右侧肿胀，疼痛更甚，在当地治疗无效，于10月11日到某医院耳鼻喉科用西法抽脓和西药治疗，效果不显。现症见发热（体温38.1℃），无恶寒。头痛，乏力。右颔下肿胀焮红，右喉核红肿高突及于悬雍垂，伴有刺痛感，表面有白腐，不光滑，以压舌板触之感觉坚硬。大便干结，一日1次。脉数，苔腻带糙。恙已一周，势将酿脓。此由痰热内蕴所致。治以消肿清热解毒。

赤芍6克　炙僵蚕9克　牛蒡子9克　浙贝母9克　桔梗3克　生甘草2.5克　山豆根9克　挂金灯9克　金银花9克　连翘壳9克　芙蓉花4.5克

外用药：①喉科牛黄散吹入喉部患处。②芙蓉软膏外敷颔部。

二诊（10月15日）：服上方4剂后，热退而肿不消。因局部抽不出脓液，知其脓成而未熟，故不主张开刀。但大便仍燥结，故于上方加丹皮4.5克，元明粉9克

(分冲)。外用药同前。

三诊(10月17日):大便燥结转软,日行一次;咽关肿痛见减。上方元明粉改为4.5克(分冲),服2剂。外用药同前。

四诊(10月19日):进清热消肿利咽之剂,吞咽稍利,颔下之肿块亦消退。右咽关肿胀散漫不收,虽有化脓之势,但根坚不软,积脓不多,用西法抽脓。脉细数,舌苔腻带糙。此系痰热互结不化之故。再予苦降消肿而化痰热。

川黄连1.5克　赤芍9克　丹皮9克　牛蒡子9克　挂金灯9克　山豆根9克　白桔梗3克　生甘草2.5克　金锁匙3克　金银花9克　连翘壳9克　生蒌皮仁各9克

依上方连服6剂,右咽关肿胀渐退,脓液已无,诸症均减而愈。为巩固计,拟清热利咽为治。

山豆根4.5克　白桔梗2.5克　生甘草1.5克　玄参4.5克　金锁匙2.5克　煎汤代茶,连服7天。

例三:沈某,女,30岁,纱厂工人。门诊号:31582。

初诊(1962年9月14日):左咽关红肿散漫,痛引耳窍,左颔下亦有核肿,伴发热、头痛,痰多粘腻,吞咽不利,时历一周。脉左细数,右滑数,舌苔腻。乃胃火上升,痰热内阻,而为喉痈之症。急予泄热消肿。

赤芍9克　丹皮9克　炙僵蚕9克　牛蒡子9克　桔梗3克　生甘草2.5克　嫩射干3克　山豆根9克　挂金灯9克　杭菊花9克　金银花9克　知母9克　黄芩9克

外用药:①珠黄青吹口散吹入喉部患处,每日2~3次,②银硼漱口液,煎汤漱口,日3或4次。

二诊(9月16日):服上药2剂后,咽痛如故,吞咽不利,左咽关红肿高突,触之未软,上方继服2剂。

外用药同前。

三诊（9 月 18 日）：左喉痈酿脓已熟，用消毒银针刺破左咽关肿胀高突处，流出脓液甚多。原方去牛蒡子，再服 3 剂。

四诊（9 月 21 日）：咽痛明显好转，咽关肿胀消退，左颔下核肿已无压痛，再予前方去射干、僵蚕，叠服 4 剂，以资巩固。

按：喉痈，又称喉关痈。因其病情严重，来势凶猛，故古称“猛疽”。相当于现代医学的扁桃体周围脓肿。以上三例，症状极为相似，患者均为青壮年，外形都很壮实，发病部位都在咽部一侧，但治愈日程略有差异。例一病发于劳累少睡之后，大便秘结，是心肝火旺，胃肠积热为主，其来势虽急，但及时治疗，投以苦降通幽之剂，即大便通，热退，咽关肿胀轻减，故治疗 7 日而愈。例二、例三已至酿脓阶段，因此治用清热解毒消肿之法，使其毒聚不散。但例二病发于疟疾之后，体力薄弱，故酿脓迟缓，治愈日期亦较慢。而例三体力尚好，酿脓时间较速，经用消毒银针刺破后，咽关肿胀之脓毒得以排泄而愈。其治程介于上述两者之间。三例均配用外治药，所不同者，例二化脓尚未成熟之时，用西法每日进行抽脓，连续八天，虽非开刀，但同样地能起到排泄脓毒的作用。

例四：侯某，男性，38 岁。住院号：291343。

初诊（1976 年 3 月 16 日）：患者左侧咽痛 1 周，近三天吞咽困难，伴有发热。因用多种抗生素肌注效果不佳，于今日入院。检查：咽充血，左扁桃体周围红肿，咽后柱及悬雍垂水肿，左扁桃体上极处有破溃脓点。鼻、耳无特殊。全身亦无异常发现。体温：38.5℃。

血常规：血红蛋白12.5克%，白细胞计数16800/立方毫米，中性90%，淋巴8%，单核2%。尿常规正常。诊断为：左扁桃体周围脓肿。

现诊得咽喉焮红肿胀已有头形，自觉有脓样物吐出，疼痛咽饮不利，痰粘咯吐不爽，头胀发热。脉滑数，苔薄腻。由风痰蕴肺，夹胃火上升，而成喉痈。治以疏泄化痰，清热泻火。

薄荷叶4.5克（后下） 荆芥6克 牛蒡子9克 僵蚕9克 浙贝母9克 白桔梗4.5克 甘草3克 挂金灯12克 赤芍9克 银花9克 黄芩9克 知母9克 3剂。

二诊（3月18日）：喉痈自溃吐出稠脓，肿胀已退，发热头胀已除。脉滑，苔薄腻已化，再以前法继治。

上方去薄荷叶、荆芥、知母、挂金灯，加天花粉9克，3剂。

三诊（3月20日）：喉痈已愈，日来感受外邪，头胀畏寒，咳嗽较甚，咯痰不爽。脉细滑，苔白腻，治以疏风肃肺。

荆芥6克 防风6克 前胡9克 白桔梗4.5克 浙贝母9克 光杏仁9克 熟牛蒡9克 款冬花9克 陈皮3克 茯苓9克 蜜炙枇杷叶（包）9克 服4剂后病症消失，于3月24日出院。

按：初诊时，发热头昏，喉核焮红肿胀疼痛，痰粘难咯，苔薄腻等，辨证为风痰蕴肺，夹胃火上升结于喉，治用疏风清热，泻火化痰为法。由于喉关肿胀有头形而自溃，故不用吹喉药。三诊时，因患者复感外邪，症见畏寒、咳嗽等，故治当药随症转，改用疏风肃肺之剂。连诊三次，诸症消失。

例五：陈某，男性，30岁，农民。住院号：302021。

初诊（1977年7月12日）：患者咽痛发热，在外院诊断为：左扁桃体周围脓肿，切开引流后好转。后因旧病复发3周，而于1977年7月12日入院。检查发现咽充血明显，左扁桃体周围肿胀，向前推移，尤以左咽后柱肿胀明显，扁桃体小窝内有黄白色分泌物。诊为急性扁桃体炎继发左扁桃体周围脓肿。用大量抗生素静脉滴入等均未见好转。

喉痛发于左侧，喉核肿胀，根坚作痛，不高凸，虽已化脓但未成熟，吞咽不利，痰粘咯吐不爽。脉滑，苔薄根腻。证属痰热内蕴，夹胃火上升。治以苦降泄热消肿。

赤芍9克　丹皮9克　炙僵蚕9克　牛蒡子9克　黄连2.4克　黄芩9克　金银花12克　连翘9克　山豆根6克　地枯萝12克　3剂。

外用药：上品冰硼散吹入喉部患处，每日2或3次。

二诊（7月15日）：日前因左扁桃体与咽后柱间隙有脓性分泌物，扩大引流后，左扁桃体周围肿胀消失，咽已不痛，炎症消退。上方去黄连、炙僵蚕、山豆根、地枯萝续服2剂，而于7月16日痊愈出院。

按：本例曾用大量抗生素治疗未见效果。由于局部症征严重，故辨证为痰热挟胃火上攻喉间，药用赤芍、山豆根、牛蒡子、僵蚕、地枯萝散结消肿，芩、连、丹皮、金银花等清热解毒，并配以外治药上品冰硼散消肿止痛，因而收到疗效。其间因扁桃体与后柱弓间隙有脓液分泌，故用手术扩大引流，促使脓毒得到更快的排泄。说明中西医结合治疗可以缩短治程，减少患者的痛苦。

乳　蛾（3例）

例一：戎某，女，22岁，学生。门诊号：30539。

初诊（1961年3月12日）：素有喉痛及胃病史。近两天来恶寒发热（38.4℃），头痛，骨楚，两喉核红肿，右侧尤甚，且有白点，吞咽不利，脉来细数。此系风热之邪夹痰为患。治以疏解泄热，化痰利咽。

荆芥穗4.5克　薄荷叶3克（后入）　牛蒡子9克　蝉衣3克　苦桔梗3克　生甘草1.5克　金银花12克　连翘9克　射干3克　挂金灯9克　山豆根4.5克　马勃2.4克

外用药：喉科牛黄散［见“验方部分”第（70）方］吹喉，日2或3次，每次少许；并以银硼漱口液［见“验方部分”第（71）方］煎汤漱口，日4或5次。

服上方2剂后，症情大减，再服2剂而愈。

例二：梅某，男，42岁，工人。门诊号：104933。

初诊（1961年9月2日）：平常有眩晕之证。五天来咽痛牵引耳窍，右侧喉核红肿，颔下亦有结块，发热（37.5℃）不恶寒，头痛头晕，神疲乏力。脉滑，苔薄。治以清泄肝火为主。

挂金灯9克　山豆根9克　白桔梗3克　生甘草2.5克　牛蒡子9克　龙胆草2.5克　杭菊花9克　黄芩9克　黑山栀9克　玄参9克　赤白芍各6克　炙僵蚕9克　知母9克

外用药：珠黄青吹口散［见“验方部分”第（67）方］吹喉，日3次，每次少许；并以“银硼漱口液”煎汤漱口，日3～4次。

服药2剂，症状轻减，继用上法诊治一次而愈。

例三：张某，男，40岁，工人。门诊号：21433。

初诊（1962年1月12日）：五天前始感喉痛，继则吞咽不利，左喉核红肿及于咽关，痰涎多，头晕，胸闷，神疲。脉细数，苔根腻。乃痰热内蕴所致。治以清化痰热。

京赤芍6克　山豆根9克　连翘壳9克　知母9克　牛蒡子9克　射干4.5克　桔梗3克　地枯萝9克　浙贝母9克　生甘草1.5克

外用药：珠黄青吹口散吹喉；并以银硼漱口液漱口。上方服2剂后，喉核肿消热退，痛止而愈。

按：乳蛾，又名喉蛾。因喉核（即扁桃体）红肿，形如乳头或“蚕蛾”，故名。由于发病部位和病情不同，本病又有单蛾、双蛾和烂蛾等名称。如发于一侧者，名单蛾；发于两侧者，名双蛾；白腐溃烂者，名烂乳蛾。其发病原因多由肺胃之火上升，复感风热之邪，或因风热犯肺，夹痰瘀凝滞互结所致。本病发于咽关前者易治，如延及咽关后者较难治，且易复发。屡次发作，喉核肿胀不能退尽，遇感外邪或疲劳后复发者，亦屡见不鲜。

乳蛾症状有轻有重，轻者仅觉喉核作胀微痛，咽饮不利，重者畏寒发热，喉核焮红肿胀，引起项间结块，颔下核肿，亦有喉核出现白点，或腐烂碎痛，甚至可以化脓。以上三例乳蛾均系急性发作，故治疗内服疏风化痰、泻火消肿为主，并视局部病变情况，配用吹喉药，收效甚捷。如喉核焮红肿胀，热毒甚者用挂金灯、山豆根、山栀、川连苦寒泻火，佐以赤芍、丹皮凉血消肿；肠胃热结，便秘难解，便色深褐者，用元明粉通幽，或以瓜蒌仁、火麻仁润肠，均以涤热为旨；痰涎多者，用浙贝母、地枯萝等清热化痰；喉核碎腐者用轻马勃清肺热以祛腐；形寒发热、骨节疼者，用荆芥、薄荷辛开疏邪；头晕、两目红丝攀睛者，用龙胆草、杭菊花平肝泻火。乳蛾如未转为化脓者，着重清解；促其消退，若脓出未尽时，则排脓务尽，脓泄已清者，应再度清热利咽，以杜后患。总之药随证转，全在于审机辨证。

乳蛾初发，治疗必须彻底，否则经久不退，屡愈屡发，形成慢性之候，虽有养阴清热之法，根治颇难，并可因之而引起其它疾患，故不可以常见小疾而忽视之。

石 蛾

周某，女，40岁，缝纫工人。住院号：10276。

初诊（1961年6月1日）：十二年来经常咽干而痛，右侧乳蛾肿胀疼痛，咽饮困难，或发热，经上海某医院病理检验，确诊为扁桃体未分化癌，用^{60}钴放射治疗。来诊时，患者右侧喉核肿胀散漫，形如核桃，焮红坚结，人迎部（颈项两侧）亦有肿胀，按之微痛，咽饮不利。脉象濡细，舌质红而起刺。大便干燥，夜寝梦多。证属石蛾，防其转为喉瘤重证。

细川连2.5克　赤白芍各6克　炙僵蚕9克　白桔梗3克　山豆根9克　嫩射干9克　生甘草2.5克　肥知母9克　京玄参9克　藏青果4.5克　土牛膝根12克　6剂。

外用药：①上品冰硼散［见“验方部分”第（73）方］吹喉部患处，每日3或4次。

②芙蓉软膏［见“验方部分”第（1）方］外敷人迎部，每日换一次。

二诊（6月9日）：人迎部肿块作胀略瘥，但其质坚硬未见改善，右侧扁桃体肿胀依然，其形如卵，下垂至蒂丁后壁，压之则有气堵之感，且根盘散漫而坚结。此乃火毒炽盛，与痰浊凝结不化。姑拟泻火化痰，软坚消肿，以观动静。

赤白芍各9克　炙僵蚕9克　牛蒡子6克　夏枯草9克　山慈菇片3克　皂角刺3克　白桔梗3克　山豆根9克　嫩射干4.5克　老月石6克（冲）　细川连2.5克　京玄参9克

外用药：①“喉科牛黄散”［见“验方部分”第（70）方］吹入喉部患处，每日3～4次。

②“芙蓉软膏”外敷人迎部，每日一换。

三诊（6月16日）：人迎部肿块经手术检查，取出形如豆渣样物质，咽部肿胀坚硬依然，且蔓延及舌根下，咽饮不利，口干无液，颔腮处浮肿。脉滑、苔薄。乃痰火壅结不化所致。再予化痰软坚消肿治之。

赤白芍各9克　炙僵蚕9克　嫩射干4.5克　山豆根9克　浙贝母9克　白桔梗3克　生甘草2.5克　天花粉6克　京玄参6克　细川连1.5克　黑山栀9克　忍冬藤12克　海浮石12克　3剂

外用药同前。

四诊（9月23日）：颔腮部浮肿渐退，人迎部肿块及咽关肿胀依然，根坚散漫不收，痰火壅结不化。大便色黑粘腻，小便觉热。脉右濡，左带弦，舌红起刺。予原方续服3剂。

外用药同前。

五诊（10月23日）：经用^{60}钴放射治疗33次后，右侧颈部硬块虽已渐消，但颔下肿胀续起，按之软绵，底有硬块而不消，喉痒作干无津液，唇舌干燥，舌尖舌中有裂纹及刺点，神烦、睡眠不宁，大便干结难解。建议暂停^{60}钴治疗，继以泻火育阴为治。

生白芍9克　细川连1.5克　带心连翘9克　川石斛9克　天花粉9克　制首乌12克　肥玉竹9克　瓜蒌皮12克　酸枣仁9克　淡竹叶9克　5剂。

六～七诊（10月27日～11月2日）：颔下肿块根盘均已渐缩，惟日来脑后及第2脊椎部均有酸感，胸闷气滞，痰粘色白。舌干转润。于上方出入治之。

生白芍6克　广郁金9克　制首乌9克　嫩钩藤9克（后下）　肥玉竹9克　老月石9克　京玄参6克　天花粉6克　白茯苓9克　忍冬藤9克　丝瓜络9克　淡竹叶4.5克　5剂。

八诊（11月8日）：口唇干燥已瘥，颔下肿胀消而未尽，夜寐不安，咽部焮红。再予上方加酸枣仁9克，细川连1克，5剂。

九诊（12月1日）：咽部干燥及右侧颈部肿块已消，但颔下部尚有作痒之感，乃病瘳之佳兆，毋须处治，可望自愈。

青橄榄5只（打）　白萝卜60克　煎汤，日服3次，并嘱其可常服一个时期。

按：石蛾，与现代医学的扁桃体癌相类似。其主要症状为咽部有异物感，咽喉两侧（当扁桃体生着部分）肿胀疼痛，形如乳蛾（扁桃腺炎），但按之坚硬，既不全化脓，又不消退，吞咽困难，口臭，流涎等。本例患者是乃石蛾重证，所以在用^{60}钴放疗的同时，还配合中药内服外治兼施。来诊时病人右侧喉核肿块质硬胀痛，吞咽困难，大便干燥，说明火毒的指征是十分明显的，清热解毒消肿药物当为首选，但三个多月后，又出现口唇及咽喉干燥无液，舌尖舌中均有裂纹及刺点，示病兼有伤阴症象，这时则以养阴泻火法同用。嗣后在其恢复阶段，拟用甘寒养阴法而巩固疗效。根据临床体验，对于此类病人，若单独使用内服汤剂，不加用外治药治疗局部病变，以协助其消散，则奏效亦殊缓慢。但在选用外治药方面，要注意性质较为平和之品，切忌峻烈之药，否则，反易引起局部刺激或腐溃，增加治疗上的困难。故本例患者一面用喉科牛黄散吹入喉部患处，一面用芙蓉软膏外敷人迎部肿块，以加强解毒消肿止痛的作用。

白喉后遗症

吴某，女，49岁，教师。

初诊（1962年11月3日）：过去有高血压病史。今年9月20日夜间突然咽痛，发高热，翌晨发现颈项粗肿，经某医院确诊为牛颈白喉。治疗一月后，患者自觉舌根强硬，舌边尖发麻，右颈项牵强转掉不利，声音嘶哑，口角流涎，饮食不便。当时，诊见形体胖，面色苍白，咽部微红，舌苔根腻，舌下筋脉粗胀呈紫黑色，脉弦滑。证属风痰夹热上行阻络。治宜祛风化痰，佐以通络。

牛蒡子9克　炙僵蚕9克　浙贝母9克　桔梗3克　生甘草2.5克　瓜蒌皮9克　净蝉衣3克　忍冬藤9克　白茯苓9克

外用药：珠黄青吹口散吹入喉间，每日3次。

二诊（11月7日）：服4剂后，舌麻与颈项板滞略松。上方去茯苓、瓜蒌皮，加丝瓜络9克，续服5剂。

三～五诊（11月8日～11月22日）：此后连续来诊3次，依原方随症加玄参、海蛤粉、地枯萝、天花粉等。

六诊（1963年3月2日）：药后，咽红、舌麻和颈项板滞等症均次第减轻，惟疲劳后声音仍有不畅。现已恢复工作，但尚须注意珍摄，以巩固疗效。

玄参4.5克，藏青果3克，煎汤代茶常服。

按：本例为风痰夹热上行阻于络脉，故见舌麻、音哑项强和咽红、舌苔根腻、流涎等症。药用祛风、散热、化痰、通络之剂，其后随证加减继治，收到了临床治愈的效果。方中僵蚕一药功能祛风化痰、散结，用治风痰为患之疾，多有疗效。

音　哑

方某，女，18岁，上海戏剧学校学生。门诊号：77625。

初诊（1965年6月19日）：7天前，因感冒新邪，旋即引起发热、畏寒、头痛、咳嗽、痰多，继则音哑，经服A.P.C及磺胺类等药，发热头痛已除。现证为形寒，胸闷，喉痒咳嗽，音哑，痰黄稠粘，咯吐不爽，咽喉干痛。脉濡弦，舌苔淡薄，舌体胖、边尖红，喉核（扁桃体）隐红。证属风热外袭，与痰相搏，郁闭肺卫。拟疏邪、宣肺、清热、化痰为治。

荆芥4.5克　防风4.5克　杏苡仁各9克　牛蒡子9克　桔梗4.5克　生甘草2.5克　射干4.5克　知母6克　川贝粉4.5克（分2次吞服）　黄芩4.5克　天花粉12克

二诊：前方服2剂后，寒撤，咳嗽减，痰少，声音略扬。照原方再服2剂，诸症消失，声音随之恢复正常。

按：外感而致音哑，其治则总不离解表宣肺，表邪去肺气和，则音哑自瘳。临床可以前胡、桔梗、生甘草、牛蒡子、杏仁、射干等为基本方，并从邪气的属性和兼夹证候进行辨证施治。若风寒客肺，喉痒，咳嗽不爽者，加蜜炙麻黄、冬瓜子；风热郁闭肺卫，咽干喉痛者，加知母、黄芩、天花粉；若痰多口腻者，加生苡仁、浙贝母或川贝；舌苔白厚而口腻者，加姜半夏；若发热头昏者，加荆芥、防风、杭菊花等，随证加减。

本例属风热夹痰所致之音哑，辨证要点在于痰黄咯吐不爽，且喉痛、音哑，脉濡弦，舌体胖、边尖红。因此用疏邪达表清金化痰之品，乃使邪解痰消，肺气得以清肃，则声音自扬。

失　音

黄某，女，33岁。

初诊（1963年1月29日）：10年多来，常感咽喉干痛作梗，声音嘶哑，甚则完全失音。经某医院检查，诊为慢性咽炎。近二个月来，咽喉干痛，并有紧缩感，左侧尤甚，胸膺右侧气滞闷塞不舒，呼吸急促，讲话时须努力提气，方能发出低微嘶哑之音，午后则完全无声。常易感冒咳嗽，睡眠不安，头晕，全身筋骨酸痛，背膂板滞不适。大便经常不实，肠鸣漉漉，稍食油腻之物则溏泄。咽喉底壁及两关色淡不明润，并有结节。舌苔淡薄，脉象弦细。证属肝旺肺弱，宗气不足，气血两亏。姑拟柔肝、益肺、利咽为法。

北沙参9克　川百合9克　元米炒麦冬4.5克　炙甘草2.5克　淮小麦9克　嫩射干3克　白桔梗3克　川石斛6克　珠儿参9克　生白芍4.5克　制首乌9克　肥玉竹6克　野蔷薇花2.5克　5剂。

二诊时，呼吸急促及筋骨酸痛均见轻减，而动则心悸，大便溏薄。于原方中加五味子1克，焦於术4.5克，再服5剂。

三诊（2月18日）：声音午前较扬，咽头尚有梗阻之感，右侧胸膺气滞未畅。精神虽较好转，惟暮后尚觉神疲头晕，并有烦热。脉弦细较前有力，舌苔淡薄。体质柔弱，非一蹴而就。仍宗原意，更进一筹。

南北沙参各9克　太子参6克　珠儿参12克　川百合9克　元米炒麦冬4.5克　淮小麦9克　五味子1.5克　土炒白术4.5克　生白芍4.5克　嫩射干3克　白桔梗3克　炙甘草2.5克　野蔷薇花2.5克　7剂。

服上药3剂后，声音已恢复正常，烦热亦除，神色转佳。惟仍觉夜眠不稳，喉头干燥，胃纳欠佳。上方去射干、桔梗、五味子，加夜交藤9克，霍山石斛3克，制首乌9克，肥玉竹6克。

五诊（3月5日）：患者声音清朗，精神体力均转佳。惟喉头仍觉干燥，再予前方加怀山药9克，熟女贞9克，以巩固疗效。嘱其忌酸辣，禁高声，勿过度疲劳，庶可恢复正常。

6月10日随访，患者语声清朗，精神亦佳。每日除8小时工作之外，晚上尚能阅读书报至10时或11时入寝。睡眠与大便均已正常，感到身心愉快。

按：中医学对人身发音的生理，认为其主在肺，如《医宗金鉴·四诊心法要诀》："凡万物中空有窍者，皆能鸣焉，故肺象之而主声也。凡发声必由喉出，故为声音之路也。"因此除了咽喉患某些疾病而致发音有阻的证候之外，其它声音变化的疾患，都与肺有密切关系。临床上声音嘶哑之症，大体上分为"金实不鸣"、"金破不鸣"两大类。金实者是指体实新病之证，大都为痰热内蕴，风寒遏肺，故用祛风、豁痰、开肺法治之；金破者是指久病体虚，往往见于痨瘵虚损之证，必须用清热、滋阴、养肺之法。但临床上所见，并不如此易于辨别。如本例声音嘶哑已有十余年，每发于感冒咳嗽与劳累之后，初看似一般之音哑，但从病史来看，则知其非暴感风寒之证。综观其症状，除声音嘶哑、失音之外，尚见胸膺气滞，语言时必用力提气等症，乃肺气不足；动则心悸，头晕目眩，夜寐不安，是心气不和，肝阳失潜；大便不实，食油腻则溏泄，是脾虚失运；咽头干燥作痛，口渴引饮，痛似在咽喉，但实际上是津液不足；形体柔弱，面色不华，脉细无力，乃气血两亏之象。《仁斋直指方》:“心为声音之主，肺为声音之门，肾为声音之根……”。声音之来，与肺、心、肾三脏有关，故在治疗中，既不用玉蝴蝶、胖大海、蝉衣之开肺药，亦不纯用生地、玄参等滋阴药，而以局部之证与整体相结合，所用方药中除桔梗、射干是利咽喉的常用药品外，并以沙参、麦冬、石斛、百合、珠儿参、玉竹、五味子等之养阴生津、益肺气；甘草、淮小麦、白芍、女贞子、首乌等之养心、敛阴、补肾以平肝；用白术、淮山药等以健脾助运，再以一味野蔷薇花之斡旋气机，以收全功。本例失音十余年，证属于虚者，服药13剂后，即见恢复，洵非偶然。故不可见症治症，执定方以治活病。方中麦冬性寒，用于阴虚脾弱而见食欲差、大便稀溏者，应与元米同炒，既可减少其寒性，更能养胃悦脾，而无呆胃伤中之弊，尤为独见。

喉　喑

唐某，女性，53岁，营业员。门诊号：14169。

初诊（1975 年 11 月 22 日）：患者过去有扁桃体炎及关节酸痛史。近五个月来发音乏力，多言则声音嘶哑。血液化验：抗“O”1250 单位/毫升，血沉：17～19 毫米/小时。检查：扁桃体（＋＋），无白膜，会厌无异常，左声带外展受限，固定在旁正中位。神经系统无特殊发现。诊断为：左声带麻痹。曾用维生素 B_1、B_2，气雾（链霉素 0.25 克，可的松 12.5 毫克）及中药治疗无效。

左声带麻痹五个月，多言则不能出声。平时头面及颈项肩胛手指发麻，有时觉痛。脉滑，苔淡薄，咽喉右关有结节。证属风湿夹痰，痹阻气道，而致喉喑。治以祛风化痰，渗湿通络。

防风己各 6 克　左秦艽 6 克　牛蒡子 9 克　射干 3 克　白桔梗 4.5 克　甘草 2.5 克　生苡仁 12 克　白僵蚕 9 克　白蒺藜 9 克　赤白芍各 9 克　络石藤 9 克　5 剂。

二诊（12 月 13 日）：右肩手指尚有酸麻感，声音午前较清，午后则低。脉缓，按之力不足，苔淡薄。再予化痰通络利咽。

防风己各 9 克　秦艽 6 克　桑寄生 9 克　牛蒡子 9 克　白桔梗 4.5 克　甘草 3 克　生白芍 9 克　白茯苓 9 克　北沙参 12 克　川百合 12 克　制黄精 9 克　7 剂。

三诊（12 月 20 日）：声音清响，感觉舒适，但右肩尚有酸痛感。脉缓，苔淡薄。检查：会厌无异常，披裂活动佳，左声带较前稍可活动，右声带活动佳，声带闭合良好。再从原意出入，予以调治。

防风己各 6 克　秦艽 6 克　桑寄生 9 克　白桔梗 4.5 克　甘草 3 克　射干 3 克　南北沙参各 12 克　川百合 12 克　制黄精 9 克

六诊（1976 年 1 月 20 日）：按上方随证加减连服

20剂症情基本稳定，惟肺气不充，胸膺闷塞，胃纳欠佳。检查：左声带稍可活动，外展仍欠佳。脉缓，苔薄净。治以顺气宽胸，和胃悦脾。

白桔梗4.5克　甘草2.5克　广郁金9克　炒枳壳4.5克　焦白术9克　白茯苓9克　南北沙参各9克　络石藤9克　7剂。

1976年7月复查：发音基本正常，左声带活动基本正常。五个月后随访，旧病未见复发。

按：本例病员，素常有颜面及关节酸痛，嗣后又出现声音嘶哑。经检查，确诊为声带麻痹症，曾用中西医两法治疗，只以音哑一个方面用药，虽在局限性的治疗上有它的依据，但是由于缺乏对各个症状之间的联系作深入的分析，反把局部病变孤立起来进行治疗，因而没有从根本上解决问题。至张老诊治时，详细询问了病变情况，进一步了解到声音嘶哑每与关节酸痛之轻重以及讲话时间之长短有关，从而得出了这个病的关键是在于风湿夹痰，痹阻气道所致。因此治疗注重祛风除湿。方中防风、络石藤、白蒺藜祛风通络，配秦艽、防己、苡仁胜湿除痹，佐以射干、桔梗化痰利咽，并引诸药上行，达于病所。复诊时，肩胛尚有酸痛，再加桑寄生祛风湿，加强通利经络的作用。服药后关节酸痛逐渐好转，声音也随之恢复了正常。由此体会到，对喉喑（声带麻痹）一症，如果仅抓住音哑这一症状来判断，而不对疾病的整体作具体的调查分析，就想解决矛盾，临床效果往往不能如此满意。

牙　龈　痈

潘某，男性，43岁。

初诊（1975 年 11 月 27 日）：急性牙根周围红肿，龈肉疼痛，脉弦滑，苔淡薄。拟诊为：急性牙龈脓肿。证由热蕴阳明之经，上逆牙龈而成。治以苦降泄热，消肿。

胡黄连 2.5 克　肥知母 9 克　焦山栀 9 克　淡黄芩 9 克　赤芍 9 克　丹皮 9 克　甘草 2.5 克　玄参 9 克　金银花 12 克　干芦根 30 克

二诊（11 月 29 日）：上牙龈肉红肿疼痛已减，下门牙右侧又有肿胀，乃胃热未清，热蕴阳明之经，仍宗苦降泄热治之。

上方去金银花，改干芦根 45 克，加板蓝根 9 克，白桔梗 4.5 克，4 剂。

三诊（12 月 4 日）：上下牙龈肉红肿均愈，为防患未然，嘱病员平时少吃辛辣、香食等，并拟简方代茶饮之。

玄参 12 克　天花粉 9 克　干芦根 30 克　5 剂。

按：牙龈痈，即急性牙龈脓肿，辨证为热蕴阳明，上逆龈肉，故治以苦降泄热，药用胡黄连、山栀、黄芩、知母、金银花、甘草清泄胃热，玄参、丹皮、赤芍凉血消散，佐以芦根生津养胃。其后随证加减，治疗两次而愈。

口　疮

殷某，男性，44 岁。

初诊（1976 年 2 月 7 日）：口唇及舌尖有多发性浅在小溃疡，咽干作痛，且有梗阻感，病已半年，经过各种治疗未愈。大便干结。脉细带数，舌质红，苔白腻。证属痰热内蕴，治以清化痰热为主。

赤芍9克　丹皮9克　黄芩9克　连翘9克　知母9克　白桔梗4.5克　川石斛12克　蒌皮仁各9克　地枯萝18克　银花12克　碧玉散（包）12克　鲜芦根30克　连进7剂后，咽红干燥已差，口舌小溃疡亦消，脉转滑，苔白腻已化，原方续服7剂。

三诊（2月21日）：咽痛已减，但尚有梗阻感，咯痰不爽，口粘膜焮红退而未净，平时睡眠不佳，大便解而不畅。系痰热逗留不清。脉细弦，舌质红，边微腻，再予原意加减治之。

赤芍9克　丹皮9克　黄芩9克　知母9克　玄参9克　白桔梗4.5克　光杏仁9克　冬瓜子12克　瓜蒌仁（打）12克　地枯萝30克　碧玉散（包）12克

四诊（2月28日）：上方服7剂后，口唇及舌边浅在溃疡未再复发，惟喉头有堵感，咯痰不爽，作咳觉痛，仍守原意进治。

上方加天花粉9克，7剂。

五诊（3月6日）：口唇及舌尖边粘膜溃疡基本好转，喉头右侧有时作恶后尚有觉痛感，痰粘结块。脉滑，苔薄黄。仍从清热化痰为法。

赤芍9克　丹皮9克　黄芩9克　知母9克　白桔梗4.5克　光杏仁9克　冬瓜子12克　瓜蒌仁（打）12克　天花粉9克　地枯萝30克　玄参9克　碧玉散（包）12克　海蛤粉（包煎）9克　7剂。

按：口疮，又名口疳即口腔粘膜溃疡。在临床上有虚实之分，实证多为咽喉口腔损伤，邪毒侵犯，或脾胃郁热；虚证多因素体阴虚，或肾阴亏损，虚火上炎所致。本例患者平时有咽干作痛，并伴有口腔粘膜腐碎反复发作病已半年，经各种疗法治疗而未愈。后至张老医师治疗时，认为病由痰热内蕴，郁遏不化，阴津受损，腑气失调所致，故治以清化痰热，佐以益阴润肠的法则。药用黄芩、知母、金银花、连翘清化泄热；赤芍、丹皮清热凉血；芦根、川石斛清胃养阴生津；海蛤粉、地枯萝、瓜蒌仁化痰而润肠，使痰热得到下行。患者病程虽长，但经用清化痰热润肠之法治疗，缩短了疗程，从而获得基本痊愈。

鼻　疖（2例）

例一：李某，男性，35岁，工人。编号：110。

初诊（1976年2月17日）：左鼻肿痛，伴有发热已8天；交替性鼻阻塞，流脓血涕3天，头晕，大便干结。曾用多种抗生素治疗，症状未见好转。现在左鼻上部痒痛红肿散漫，兼有形寒发热（37.8℃）。脉滑数，苔薄腻。大便干结。检查：左侧鼻翼明显肿胀延及鼻梁部，质地中等，并有灼热及压痛感。血检：白细胞12000/立方毫米，中性75%，淋巴25%，诊断为：鼻疖。证属风热蕴肺，上扰清窍。治宜散风清热，佐以和营。

荆芥9克　防风6克　金银花9克　连翘壳9克　蒲公英12克　甘草3克　炙僵蚕9克　皂角刺9克　赤芍9克　粉丹皮9克　芙蓉花9克

外用药：芙蓉叶粉30克，加入蜂蜜和红茶汁适量，调成糊状，敷于患处，用消毒纱布固定，每日更换一次。

二诊（2月19日）：疖肿散漫渐消，痒痛亦减；惟尚感形寒。大便已解。脉滑，苔薄。再予原意进治，上方去皂角刺，继服2剂。

三诊（2月21日）：左鼻疖漫肿已消失，痒痛亦瘥，再予清热解毒治之。

赤芍9克　丹皮9克　连翘9克　芙蓉花4.5克　蒲公英12克　天花粉9克　甘草3克　4剂。

四诊（2月28日）：余热未清，左鼻翼尚有微肿作痒感，再宗原法，以冀清澈，巩固疗效。

赤芍9克　丹皮9克　金银花9克　连翘9克　黄芩9克　蒲公英12克　芙蓉花6克　5剂。

外用药：芙蓉软膏敷于患处。

例二：严某，女性，16岁。门诊号：56-276834。

初诊（1975年11月20日）：左鼻翼处肿胀作痛侵及面颊部已有4天，曾用青霉素、链霉素肌注2天，症状未见改善。现见疖毒结于左鼻外侧迎香部，红肿胀痛及于面颧，按之略硬而觉痛。脉、舌正常。检查：两耳、咽（－）。鼻中下甲不大。左鼻翼处肿胀突出，触痛明显，左面颊部亦然。诊为鼻疖并发面颊部蜂窝组织炎。证属热毒内蕴，上攻鼻窍。治宜清热解毒，佐以消散。

赤芍9克　粉丹皮9克　紫花地丁草12克　杭菊花9克　金银花12克　甘草3克　黄芩9克　绿豆壳18克　芙蓉花9克　3剂。

外用药：芙蓉软膏外敷患处周围，每日更换1～2次。

1975年12月9日随访。患者经用内服与外敷药同治后，鼻疖消失，余症亦愈。

按：以上两例同为鼻疖均以鼻窍红肿散漫为主，但有不同之处。例一兼见形寒发热、鼻痒等表症，辨证为风热犯肺，薰灼鼻窍，故参用荆芥、防风、僵蚕以疏邪宣散，表症解除后，继用清热消肿法，竟收全功。例二鼻窍红肿延及面颧，是属热毒炽盛，则始终采用清热和营消肿解毒之剂治疗，而奏效。说明中医辨证论治的重要性和可靠性。

鼻　疮

傅某，男性，48岁，钳工。编号：150。

初诊（1976年3月20日）：三天来发热(37.7℃～38.6℃)、鼻流涕，右鼻翼红肿热痛作胀，并伴有头胀。检查：右鼻翼、前庭红肿，多发性片状糜烂结痂。脉滑数，舌质红苔淡。诊为：鼻前庭炎。证属外感风热上攻鼻窍。治宜疏邪清热解毒。

薄荷叶3克(后下)　牛蒡子9克　赤芍9克　丹皮9克　金银花9克　连翘9克　甘草3克　杭菊花9克　黄芩9克

外用药：青灵软膏［见“验方部分”第(35)方］涂于患处，并以纱布覆盖。

上药连服3剂后，症状逐渐好转，其后来诊二次，按上方随症加减又服6剂，鼻部疼痛消失。检查右鼻翼、前庭糜烂肿胀全部消退而愈。

按：《医宗金鉴》:“此证生于鼻窍内，初觉干燥疼痛，状如粟粒，甚者鼻外色红微肿，痛似火炙。由肺经壅热，上攻鼻窍，聚而不散，致成此疮”。本例除见鼻翼红肿热痛作胀外，尚有发热、流涕等表症，故辨证为风热郁于肺卫，上攻鼻窍，治用薄荷、牛蒡子辛散祛邪；金银花、连翘、黄芩、甘草之甘苦泄热解毒；同时，配用青灵软膏外敷，以加强局部清热消肿之作用。

鼻　菌

尹某，女，45岁，医务人员。

初诊（1976年2月12日）：曾有鼻腔乳头状瘤病史。1968年5月始感头晕，耳鸣，继而发现鼻息肉。经病理切片证实为鼻腔乳头状瘤。施行手术切除，其后，因旧病复发，所以约每隔半年手术一次，共五次；并用争光霉素、噻嗒派等治疗，病情时起时伏，作辍不已。于1972年7月请张老医师诊治，用山慈菇、芙蓉花、黄药子、夏枯草、海藻、昆布、丹皮、桔梗、甘草等中药治疗一年余，症状渐趋好转，至1974年3月停服中药。现旧病又复发。近几天来，自觉头痛，头胀，目眦亦感胀痛，鼻塞，脓涕多，无鼻出血，纳呆，胸闷，右胁隐痛。月经超前来潮，日期延长，伴有腹痛，腰酸。大便干溏不一。睡眠欠佳。脉象细弱，苔淡薄。检查：鼻中下甲略大，左鼻顶部近鼻中隔面有两粒黄豆大小之乳头状肿物，呈粉红色，表面欠光滑，左中鼻道有少许粘脓性分泌物，鼻咽部未见新生物。诊断为鼻腔乳头状瘤。此由肝脾不和，正气虚弱所致。姑拟平肝理气，和营扶正，以期改善体征。

生白芍9克　白蒺藜9克　潼沙苑9克　夏枯草9克　炒丹皮9克　紫丹参6克　制香附4.5克　焦白术9克　炒荆芥4.5克　黄芪12克　白茯苓9克　孩儿参12克　7剂。

二诊（2月19日）：药后右胁隐痛已减，惟感冒后鼻塞加重，口苦，晨时鼻流黄涕，平时流白色粘液，头晕胀痛，胃呆纳少，睡眠不宁。脉细弱，苔淡薄。再予前方增损继治。

炒白芍9克　白蒺藜9克　潼沙苑9克　白桔梗4.5克　生甘草2.5克　炒荆芥4.5克　焦白术9克　白茯苓9克　明党参9克　炙黄芪9克　制香附4.5克　焦建曲9克（包）　10剂。

三诊（3月2日）：最近月经来潮未见腹痛，经量亦减少。胃纳渐增，鼻窍呼吸较畅，黄涕减少；惟尚感头晕胀痛，视物模糊，晚间大便稀溏。脉细弱，苔薄，舌尖红。检查：左鼻腔顶部近中隔面仍有两粒黄豆大小之乳头状物，呈粉红色。此乃肝脾不和，正气未复之故。再予上方去炒荆芥，加甘杞子9克，服10剂。

四诊（3月11日）：头晕作胀已减，胃纳转佳，余症同前。脉细弱，苔薄净。治宜调理肝脾，佐以扶正。

炒白芍9克　白蒺藜9克　潼沙苑9克　白桔梗4.5克　甘草2.5克　炒荆芥4.5克　明党参9克　焦白术9克　白茯苓9克　炙黄芪9克　炒当归9克　制香附4.5克　焦建曲9克（包煎）

五诊（5月3日）：上方连服10剂后，症状日见好转，惟胃肠功能尚未恢复，大便有时稀溏，疲劳后小便次数较多。检查：左侧鼻腔微有充血。脉细滑，苔薄净。再予原意调治。

炒白芍9克　淮山药12克　白桔梗4.5克　白蒺藜9克　潼沙苑9克　炒党参9克　炙黄芪9克　焦白术9克　甘草2.5克　制香附4.5克　炒当归9克　白茯苓12克　薄荷炭3克　10剂。

1977年3月8日门诊随访，服上方后，病情稳定，精神振作。鼻腔乳头状瘤全部消失。

1977年11月15日门诊随访，鼻中下甲略大，用1%麻黄素液收缩鼻腔后，鼻腔乳头状瘤未见复发。

按：鼻菌之症，多由肺经风湿热郁凝滞为患，或因肝脾失调气血不和凝结而成。初起如粟，渐则形成翻花榴子之状。本例患者初起症见头晕耳鸣，后则经常头痛头胀，鼻塞流脓涕，继而出现息肉，经检查诊断为鼻腔乳头状瘤，曾经多次手术切除，并用抗癌药物治疗而未获效，后用清热散结软坚为主的中药治疗，病情明显好转。但停药一年后，旧病又见复发，经病理切片证实为鼻腔乳头状瘤。其病虽发于鼻窍，但从其临床症征来看，却与体质虚弱，正气不足有关。故治当扶助正气为主，以提高机体的抗病能力。始终坚持这一治则，服药47剂，竟能收到满意疗效。体现了祖国医学整体观念，治病求本的优越可贵。

鼻　渊

陆某，男性，23岁，化验员。

初诊（1977年6月7日）：三年前，因接触化学物质后而引起慢性副鼻窦炎。近来，两鼻窍阻塞，常流浊涕，不闻香臭，呼吸不畅。且有头胀，眉棱作酸。咽部周围焮红，干燥觉痛，痰粘咯吐不出。曾服清肝保脑丸，鼻炎冲剂等不愈。脉滑，舌质红苔薄。检查：鼻中下甲充血肿大，中下道积脓。咽充血，咽后壁淋巴滤泡增生，扁桃体（-）。耳（-）。诊为慢性副鼻窦炎。证属鼻渊，由痰热逗留于肺所致，治以化痰泄热，宣肺通窍。

前胡9克　蔓荆子6克　牛蒡子9克　白桔梗4.5克　甘草2.5克　辛夷花4.5克　玄参9克　射干4.5克　海蛤壳12克（打）　桑白皮9克　瓜蒌皮9克　7剂。

二诊（6月14日）：鼻窍阻塞已轻减，呼吸较畅，鼻流浊涕有减少；惟咽喉四周焮红未退。脉滑，苔薄。再以原意进治。上方加橘络3克，服10剂。

三诊（6月28日）：嗅觉渐复正常，但鼻窍流涕仍多，咽喉焮红未退，底壁有结节而不光滑。咯吐粘痰已少。脉苔如前。再予原意出入。

薄荷炭3克　前胡9克　蔓荆子9克　牛蒡子9克　辛夷花4.5克　白桔梗4.5克　甘草3克　射干4.5克　黄芩9克　玄参9克　橘络9克　海蛤壳12克（打）　10剂。

四诊（7月12日）：鼻窍呼吸虽已转佳，但余症依然，上方去牛蒡子、橘络、海蛤壳，加蒌皮根各9克。

五诊（7月26日）：鼻窍阻塞已通，惟患者素体质薄弱，近日又感风邪鼻流清涕，喉头有粘液，左肋下疼痛。脉滑，苔薄腻。检查：鼻中下甲较大，肿胀已退，中下道无积脓，再予益肺宣化通窍。

防风6克　薄荷炭3克　黄芪6克　焦白术9克　前胡9克　白桔梗4.5克　甘草2.4克　辛夷花4.5克　广郁金9克　橘络4.5克　南沙参12克　10剂。

按：鼻渊，即慢性副鼻窦炎。本例症见鼻塞常流浊涕、呼吸不畅、不闻香臭之外，并有咽部干痛、痰粘难咯、脉滑、舌质红等，辨证为痰热恋肺，所以药用辛夷花、前胡、桔梗等宣肺通窍；玄参、射干、海蛤壳、瓜蒌皮清热化痰。鼻通之后，因感风邪而致旧恙复发，则在疏邪宣肺法的基础上，以玉屏风散（防风、黄芪、白术）加沙参等益气固本，邪正兼顾，以善其后。

鼻　鼽

何某，女，37岁，技术员。门诊号：2846。

初诊（1976年1月29日）：患者间歇性鼻不通气，咽干已有十二年。上海某些医院曾应用麻黄素、可的松、滴鼻液、强的松，以及中药等治疗，又行紫外线照射，起初疗效尚可，但继续应用，则失去效果。近五年来鼻症加重，每易伤风感冒，常流清水样鼻涕，鼻痒，阵发性打喷嚏。平时怕冷怕风。检查：鼻粘膜苍白，两下甲肿胀，鼻咽部粘膜干红。诊断为过敏性鼻炎。脉细涩，苔淡薄。证属久病卫阳不固，肺气不宣，鼻窍失灵，而成鼻鼽。拟以扶正宣肺通窍调治。

薄荷叶3克（后下） 防风4.5克 黄芪9克 白术9克 前胡6克 牛蒡子9克 桔梗4.5克 甘草2.5克 辛夷花4.5克 川百合9克 南北沙参各9克 蒌皮根各9克 石菖蒲2.5克

二诊（2月12日）：上药连服10剂后，喷嚏较前减少，鼻塞流清涕均有轻减，惟咳嗽咽痒，痰粘稀少，有时头昏，脉细按之已能应指，舌苔薄净。仍守原意治之。上方再服7剂。

三诊（2月19日）：过敏性鼻炎逐渐轻减，呼吸渐畅，惟自觉鼻咽腔尚有干燥作痒，咳嗽痰腻，胃部不适，并有恶心感。脉细，苔薄。再予宣肺和胃。

防风6克 黄芪9克 白术9克 前胡9克 牛蒡子9克 桔梗4.5克 蔓荆子9克 南北沙参各9克 石菖蒲2.5克 陈皮4.5克 甘草2.5克

按：鼻鼽，又名鼽、鼽水。《素问玄机原病式》："鼽者，鼻出清涕也。"本病近似过敏性鼻炎。多由风邪侵肺，郁而化热而成，治疗多用疏风清热宣肺之法。但由于患者病延12年之久，平时每易伤风感冒，常感怕冷畏风，因而辨证为病久表虚，卫气不固，则风邪易于侵袭。鼻痒流清涕，又为风邪犯肺及鼻。治疗方法，一方面益气固表以治本，一方面疏邪通窍以治标。益气固表用玉屏风散、南北沙参等；疏邪通窍用薄荷叶、石菖蒲、辛夷花等，邪正兼顾，收到显效。

鼻鼽

章某，男性，31岁，技工。

初诊（1976年1月24日）：间歇性鼻不通气，流黄脓涕，擤出时有痂块，有时带血，病历8年，伴右侧头痛，头胀2年，咽喉干痛欲饮，痰粘咯吐不爽，嗅觉失灵。检查：两下甲萎缩，以右侧为甚，鼻粘膜干燥，鼻咽部有少许黄白色分泌物。耳（-）。慢性咽部充血，咽后壁粘膜干燥。脉细弦，舌质偏红、苔薄。拟诊为萎缩性鼻炎。辨证属于痰热互阻，肺气失宣。治以清热和营宣肺为法。

赤芍9克　粉丹皮9克　黄芩6克　茜草6克　旱莲草12克　前胡6克　白桔梗4.5克　桑萎皮各9克　甘草2.5克　辛夷花4.5克

二～三诊：上方服5剂后，血性涕已消失，又来门诊2次，继服原方14剂。

四诊（2月12日）：近日来咽部干痛，鼻窍亦有隐痛感。再予清热宣肺治之。

牛蒡子9克　白桔梗4.5克　甘草3克　黄芩9克　粉丹皮9克　赤芍9克　前胡6克　冬瓜子12克　桑萎皮各9克　玄参9克

五诊（2月17日）：咽痛、鼻窍隐痛均减，黄粘浊涕较多，呼吸有时不畅。苔淡薄，脉细弦。上方加知母6克。

六诊（2月24日）：上方连服7剂后，症情渐趋稳定，浊涕仍多。检视鼻窍粘膜色黯，有转红现象。脉苔均正常。仍宗原意继治。

牛蒡子9克　白桔梗4.5克　甘草3克　黄芩9克　知

母9克　粉丹皮9克　赤芍9克　前胡6克　冬瓜子12克　桑萋皮各9克　玄参9克

七诊（3月4日）：上药服10剂后，两鼻呼吸不畅有交替现象，浊涕略减少。近日劳累后则感前额胀痛。检查：鼻腔粘膜已转红润，左鼻腔有少许分泌物。脉苔正常。再予清泄肺热，佐以平肝。上方加白芍9克，白蒺藜9克。服10剂。

八诊（3月13日）：前额胀痛已减，浊涕渐少，症情改善，仍守原意更进一筹。上方加海蛤粉9克（包煎）。

1976年3月30日随访，患者自觉症状明显好转，脓鼻涕已少。鼻腔检查：鼻下甲小，鼻腔较大，粘膜尚湿润，无痂块。

按：鼻鼽一症，在中医学文献中早有记载，如《诸病源候论》中说："肺主气，其经手太阴之脉也，其气通鼻，若肺脏调和，则鼻气通而知香臭。……其气蕴积于鼻者，则津液壅塞，鼻气不宣调，故不知香臭而为鼽也。"其主要特征为鼻窍干燥阻塞，而无肿胀，鼻腔粘膜色褐黯淡，擤出时带血或有剥离痂皮。多由风邪袭肺，郁而化热，上攻鼻窍而成，所以一般治疗宜用疏风清热、宣肺通窍之法。然而本例患者病延8年之久，未见虚象，又无表证，故用清热化痰、宣肺通窍之法为主，获得较好效果。

鼻咽癌放疗后遗症

冯某，女，34岁，已婚，记者。门诊号54063。

初诊（1963年11月22日）：患者于1958年6月间始感右鼻阻塞，分泌粘液带血，且有腥气，继则右颈部淋巴结肿大，伴有耳鸣。经某医院检查，诊断为鼻咽淋巴上皮癌，用深度X线及^{60}钴放射治疗，症征有所改善。1961年11月，发现右鼻咽中部有一米粒大肿物，但无痛感，又至某医院进行活组织病理切片检验，证实为鼻咽未分化癌，即用^{60}钴治疗40次，共8000r。就诊时左侧头痛波及后脑，两耳鸣响，有时面部烘热汗出，伴有畏寒，半流质食物难以吞咽，大便干结如栗，每日3次。失眠已达10年。鼻中隔稍偏左，无分泌物，嗅觉存在；咽部干燥无津液，左侧欧氏管上部有一肿物隆起，其周围有瘢痕形成，欧氏管前下有粘膜浸润现象，但未见明显肿瘤病变。左颈部淋巴结未触及。左脉细弱无力，右脉细弦；舌干剥无津，面色皖白乏华，精神萎靡不振。证属肝阴不足，虚阳上浮，胃肠失调。久病之质，处治当用柔肝益阴之剂，冀其阴复液生，阳亢自平。药外尚须珍摄。

生白芍6克　白蒺藜9克　嫩钩尖9克　珠儿参9克　川石斛9克　肥玉竹9克　天麦冬各6克　桑椹子9克　制首乌12克　土炒於术4.5克　野蔷薇花3克　5剂。

二诊（11月29日）：头痛轻减，大便干结转润而畅行；惟近几天来，左鼻出血两次，血量不多，食欲未增，睡眠欠佳。既获效机，再进前法，上方加蚕豆花4.5克。

三诊（1964年2月7日）：前方连续服二个月（每日1剂）精神日渐振作，面色亦转润泽，烘热汗出均有轻减，食量较前增多，但感乏味，有时头昏脑胀，夜寐不稳。再宗原义增损。

生白芍6克　嫩钩尖6克　穞豆壳9克　珠儿参9克　川石斛9克　天麦冬各6克　制首乌12克　肥玉竹6克　桑椹子9克　熟女贞9克　春砂花3克　野蔷薇花3克　土炒

白术4.5克　6剂。

四诊（3月2日）：感冒二天，微有咳嗽，痰粘难咯，喉核（扁桃体）隐红，吞咽时咽喉有刺痛感。此系时邪客肺，痰热内阻。治拟开泄肃肺，清化痰热。

嫩前胡4.5克　白桔梗3克　生甘草2.5克　光杏仁9克　熟牛蒡6克　嫩射干3克　冬桑叶9克　福橘络3克　京玄参4.5克　蒌皮根各9克　3剂。

五诊（4月3日）：药后咳平痰少，咽痛亦差，而宿恙未已，仍就2月7日方续服20剂，夜间渐能酣睡，他症随之递减，舌干剥转润而少津；惟停药一周，大便又复干结难解，脉细弦带数，乃阴液未复之故。再予柔肝养心，益阴生津。

生白芍9克　穞豆壳9克　珠儿参9克　天麦冬各6克　肥玉竹9克　熟女贞9克　川石斛9克　天花粉9克　制首乌9克　桑椹子9克　土炒於术4.5克　野蔷薇花3克　夜交藤9克　6剂。

此后症情渐趋稳定，食欲转香，大便恢复正常；惟尚不能耐劳，有时咽喉干燥。脉细缓，舌苔薄润。拟以益阴悦脾法，作好长期调理。

南沙参9克　珠儿参9克　制首乌9克　制黄精9克　生白芍9克　穞豆壳9克　麸炒枳壳4.5克　水炙远志4.5克

按：本例患者经用^{60}钴放射治疗后，鼻咽未分化癌渐得控制。然而症见长期失眠，头痛，耳鸣，吞咽困难，便闭，舌干剥无津等，此由肝旺阴亏，心神不宁所致。治以柔肝益阴为主，药用白芍、白蒺藜、穞豆衣、制首乌、桑椹子以柔肝阴而制阳亢，珠儿参、石斛、玉竹、天麦冬等以甘寒而养阴生津。至3月2日来诊时，由于感冒时邪，症见咳嗽、痰粘、咽痛等，故治当舍本从末，以清热化痰肃肺先治其标。服药3剂后，热清痰化，而宿恙未瘳，仍守前法以甘寒益阴，养心扶正为治其本，症情日见转佳，最后以甘平益阴之剂作长期调理而收功。经一年多随访观察，患者身无所苦，体重增加。

鼻　衄（10例）

例一：王某，男性，20岁。

初诊（1976年3月2日）：近半个月来鼻痛出血，每在擤鼻后发作。血量时多时少，鼻窍干痛，每与冷热失调和尘埃刺激有关。平时大便4～5日一行，干结难解。脉滑，苔薄。检查：鼻中隔左前方糜烂出血，充血，结痂，中下甲略大，黯红。耳（-）。诊断鼻出血。证由肺火上升，肠胃结热，上熏鼻窍所致。治以清热凉血，滋阴润肠为法。

小生地12克　丹皮9克　黄芩9克　知母9克　仙鹤草12克　墨旱莲12克　白茅花15克　火麻仁12克（打）　侧柏叶12克　5剂。

二诊（3月9日）：鼻衄已止，自觉鼻窍隐痛，并有血腥感，咽干作痛，吞咽无妨，大便已畅。脉滑，苔薄。再予清化余热。

小生地12克　丹皮9克　黄芩9克　知母9克　天麦冬各9克　天花粉9克　墨旱莲12克　熟女贞9克　白茅花12克　5剂。

三诊（3月16日）：鼻衄止后，仍有头晕，空咽时尚感鼻咽部疼痛，并向耳部放射。苔根黄腻，脉弦。仍守原意治之。上方加牛蒡子9克，白桔梗4.5克，服

7 剂。

3 月 23 日随访，患者鼻无出血，鼻中隔左方有痂附着。

按：本病例鼻窍干痛，大便闭结，鼻衄每在疲劳后发作，时多时少已半个月，此为肺火与胃肠热结郁滞之故，所以治法重在清热摄血，用小生地、墨旱莲、白茅根等药为主，兼佐润下，以火麻仁降火热。服药后，衄血即止，大便通畅；惟空咽时尚感鼻咽痛，且向耳部放射，乃肺火未清之故，因而于原方中加牛蒡子、桔梗略事宣泄，以靖余邪。

例二：张某，女性，68 岁，农民。住院号：299524。

初诊（1977 年 3 月 15 日）：素有高血压及迁延性肝炎病史。一个月前左鼻出血反复发作一周有余，用硬化剂注入鼻部患处，并以明胶海绵填塞，四天后鼻血止。时逾半个多月，又见左鼻腔出血，反复发作 7 次，出血量约有 200～300 毫升。于当天急诊入院。检查：鼻中隔左侧中仍有活动性出血搏动点，立即给予凡士林纱布条填塞。血化验：血红蛋白 11.5 克%；白细胞 5600/立方毫米；中性 46%，淋巴 54%。出凝血时间各 2 分钟。血小板计数 75000/立方毫米。凝血酶原时间 100%。肝肿大肋下 2 指。诊断：鼻出血。

现鼻衄在于左侧，反复发作已有多次。出血前先见面热颧红，出血后则感形寒，左睛明部充血，眼白有红丝。脉细弦，舌质红、苔薄。证属肝肺热蕴，迫血上行。治以清泄摄血。

荆芥 6 克　生白芍 9 克　丹皮炭 9 克　淡黄芩 9 克　焦山栀 9 克　紫珠草 12 克　仙鹤草 12 克　墨旱莲 12 克　茜草炭 4.5 克　蚕豆花 18 克　白茅花 30 克　3 剂。

3 月 16 日左鼻腔抽出凡士林纱条，未见出血，但鼻中隔左前下方稍有充血。3 月 18 日，全身情况转佳，鼻无出血，面热颧红消失。3 月 26 日鼻无出血，情况良好而痊愈出院。

按：本例患者既有鼻衄，又见左睛明部充血，眼白有红丝，而且鼻衄前先见面热颧红，故辨证为肝肺蕴热之象。既为肝经邪热上蒸，治当清泄肝热，又鼻属肺窍，故又当清泄肺热，热泄则火降气平，血亦自得安宁。药用荆芥、黄芩疏风清肺，白芍、丹皮、山栀凉肝清热，是为清泄肝肺之法，益以蚕豆花、紫珠草、茜草炭等止血摄血之品。反复衄血半月之症，经用此法治疗，服药 3 剂，出血即止，面热颧红亦除，诸症随之消失。

例三：马某，女性，57 岁。住院号：290554。

初诊（1976 年 2 月 10 日）：有眩晕病史。经常前额部作痛。三天前突然发生鼻衄，血量较多，胃纳不馨，面色㿠白，精神委顿。脉细弱，舌质淡，苔薄。检查：鼻中隔左前下方粘膜有弥漫性出血点，左鼻腔嗅沟鲜血下流。耳、咽（－）。血压 110/60 毫米汞柱。血、尿常规及出、凝血时间均正常，血小板计数 22 万/立方毫米。血块收缩时间：24 小时完全收缩，副鼻窦拍片（华氏位）：显示两上颌窦混浊致密。症属本元不足，肝阳失潜，血从上溢。治以益气柔肝佐以摄血。

小生地 12 克　粉丹皮 9 克　炒党参 9 克　焦白术 9 克　白茯苓 9 克　炙甘草 3 克　生白芍 9 克　白蒺藜 9 克　墨旱莲草 15 克　蚕豆花 18 克　侧柏炭 12 克　白茅花 24 克　4 剂。

二诊（2 月 14 日）：昨天检视左鼻鲜血下流，口吐鲜血，故于左鼻嗅沟出血处用凡士林纱布填塞。今晨未见鼻出血；惟精神委顿，无力，胃纳欠佳，脉细弱，舌质淡，苔干黄，底有裂纹。系气阴未复之故。治以扶正益阴，佐以摄血。

鲜生地30克　炒丹皮9克　鲜沙参30克　生白芍9克　白蒺藜9克　仙鹤草15克　墨旱莲15克　蚕豆花24克　侧柏叶12克　白茅花24克　蒲黄炭12克　4剂。

三诊（2月18日）：鼻衄已止三天，2月16日抽出左鼻腔填塞物，未见出血，精神渐振，惟尚感头晕且胀，睡眠欠佳。脉象细弱无力，舌中剥，苔干黄已退，尖较红。气阴未复，肝阳未平。再予平肝益阴。

鲜生地30克　鲜沙参30克　炒丹皮9克　生白芍9克　白蒺藜9克　墨旱莲12克　蚕豆花18克　侧柏叶12克　柏子仁9克　夜交藤9克　白茅根24克　5剂。

四诊（2月21日）：体质不充，肝阳余波未平，目睑色淡，头晕在于额前，有时尚觉胀痛，睡眠不宁，心慌气促。脉细弱无力，舌中剥，苔薄。再予益阴扶正调理。

鲜沙参30克　粉丹皮9克　生白芍9克　白蒺藜9克　制首乌9克　熟女贞9克　墨旱莲15克　仙鹤草12克　柏子仁9克　甘菊花9克　天麦冬各9克　7剂。

1976年3月9日门诊随访，鼻出血未见复发。检查鼻腔良好，副鼻窦拍片，未发现新生物生长。

按：患者素体本元不足，肝阳失潜，故时发眩晕头痛。近三天症见鼻衄，血量较多，以致面色㿠白，精神委顿，纳谷不馨，脉细弱，苔薄，此系气随血脱之故。肝血既亏，虚阳易浮，血随火升，故鼻衄不止矣。综观诸症，在于气血两亏，肝阳上浮，故治则既要益气以摄血，又要柔肝以敛阳。二诊时，衄渐止，但舌苔由薄白转为干黄，且有裂纹，阴液不足之象更为明显，故予前法中重用补益气阴之剂。鼻衄止后，仍依上法继治二次，以资巩固。

例四：王某，女性，65岁。住院号：293633。

初诊（1976年7月19日）：患者素有高血压病史。因鼻腔反复大量出血一周，住入内科病房，先予输血600毫升，后则用凡士林纱条填塞后鼻孔以止血，但鼻出血仍不止，故于1976年7月9日转入我耳鼻喉科病房。患者面色苍白，一般情况差。血压50/30毫米汞柱。鼻后孔已行填塞。血红蛋白6克%；血小板计数158000/立方毫米。给予输血400毫升，但输入100毫升时即出现输血反应，发抖而停止输血，改用补液法，肌注安络血，静滴红细胞200毫升，维生素B_{12}等。血压100/70毫米汞柱。7月16日鼻出血情况好转，但取出填塞物后右鼻又突然出血。见右中鼻道后端及下甲后端处滴血，且血量较多，又用凡士林纱条填塞，每天一次，连续三天，病情未见改善，乃请张老诊治。

鼻衄反复发作，出血量较多，面色苍白，目睑内无血色。脉细弱，重按不鼓指，舌苔干燥前半焦黄。口燥。是乃肝阳偏亢，迫血妄行，症情较重，防成亡血之症，急予扶正摄血。

鲜生地42克　炒丹皮12克　蒲黄炒阿胶珠9克　党参12克　侧柏叶15克　紫珠草12克　仙鹤草12克　墨旱莲15克　茜草炭4.5克　鲜石斛12克　白茅根30克　3剂。

7月22日全部抽出鼻孔填塞物，未见鼻出血。

二诊（7月26日）：连服上药3剂，鼻衄即止，惟面苍，目睑内色淡。脉细，能应指而力不足，舌苔薄黄干焦已减。乃大量失血后气血未复之候。予以扶正养血调理之。

党参9克　炙黄芪9克　当归9克　焦白术9克　白茯苓9克　阿胶珠9克　墨旱莲12克　熟女贞9克　炒丹皮9克　炒谷芽9克　4剂。

三诊（7月29日）：鼻无出血，近来精神振作，病情稳定，患者于1977年8月1日痊愈出院。嘱其携带原方7剂，继续服用，以冀巩固疗效。

1978年5月2日随访：患者出院后，鼻出血迄今未见复发。

按：患者虽有高血压病史，但因失血过多，而致血压一度降至50/30毫米汞柱。失血已达半个月之久，证属气阴两亏，血从上溢之重症，故急予扶正摄血为治，重用鲜生地、炒丹皮清热益阴以凉血，党参益气以扶正。其间阿胶一味为血肉有情之品，有填补精血而止血之功，与蒲黄同炒，辅佐止血药力之不足。连服3剂，鼻衄竟止。二诊时，因气血未复，故加重补益气血之品，以助其复元。

例五：乔某，男性，51岁。住院号：296960。

初诊（1976年11月30日）：患者因左鼻反复出血二十多天，门诊治疗不愈，于1976年11月29日入院。检查发现两鼻下甲肿大，粘膜苍白，未见明显出血点。两耳膜混浊，再生膜钙化斑。咽部慢性充血。副鼻窦X线摄片显示：两上颌窦炎，右上颌窦粘膜下囊肿。血压120/78毫米汞柱。血常规及出、凝血时间均正常。诊断为：鼻衄。

鼻衄已有三周，出血量开始时较多，近来虽有减少，但每在半夜出血。脉滑，舌苔干黄带粘，前半苔剥。此乃阴亏火旺，血从上溢，宜以益阴摄血为治。

鲜生地30克　粉丹皮9克　淡黄芩9克　焦山栀9克　侧柏叶12克　墨旱莲12克　蚕豆花15克　血余炭12克　白茅花30克　知母9克

上方连服4剂，病情明显好转。12月1、3日两次检查，鼻腔未见出血，于1976年12月4日出院，并带回上方7剂继续服用，以冀巩固疗效。

按：患者鼻衄三周，始时血量较多，近则每在半夜出血，舌苔干黄而剥，辨证属真阴不足，血热沸腾，故治用清热益阴凉血之法，药后症情明显好转，观察三天而出院。

例六　李某，女性，70岁。住院号：290252。

初诊（1976年1月27日）：患者有高血压病，神经性耳聋及青光眼史。左鼻反复出血量多，色鲜红，已一周，因用止血敏、安络血等治疗未见效果，于今天入院检查：鼻中隔左方嵴突，左下鼻道有渗血，前鼻孔用凡士林纱条填塞压迫止血。两耳膜完整。血压160/80毫米汞柱。血检：血红蛋白7.5克%；红细胞209～272万/立方毫米；白细胞6000～8000/立方毫米，中性84%～85%，淋巴15%～16%；血小板11万～13.5万/立方毫米。拟诊为高血压性鼻衄。脉来弦劲，舌质红，苔薄黄。目内睑色淡，舌下青筋暴露色紫。乃肝阳上亢，血热妄行为患。治以平肝凉血摄血。

生白芍9克　丹皮炭12克　生地炭12克　墨旱莲15克　仙鹤草18克　侧柏叶12克　淡黄芩9克　焦山栀9克　蒲黄炭12克（包）　藕节炭30克　参三七粉3克（分2次吞）2剂。

翌晨左鼻下道又有出血，抽出原凡士林纱条，再给予前后鼻孔填塞以止血，病员出现烦躁，血压220/110毫米汞柱。

二诊（1月29日）：肝火旺血分热一时难平，鼻出血未止。脉弦数，重按中芤，舌质红，苔干焦黄。再予清营凉血，平肝益阴。

鲜生地30克　粉丹皮9克　生白芍9克　侧柏炭12克　仙鹤草18克　墨旱莲18克　淡黄芩9克　焦山栀9克　蒲黄炒阿胶珠9克　藕节炭30克　紫珠草15克　鲜沙参30克　4剂。

2月1日，抽出左鼻腔纱条后，未见鼻出血。2月2日又抽出后鼻孔填塞物，亦未见出血，痊愈出院。

按：本例患者发病一周，虽经西药止血治疗，又服炭类止血药，因肝火旺盛，未能控制出血。二诊时，患者出现烦躁，血压骤升达220/110毫米汞柱，因失血过多，脉重按中芤，舌质红苔干焦黄，为肝阳上越，血热妄行，急于清营凉血，佐以益阴摄血之药，如鲜生地、鲜沙参、蒲黄炒阿胶等，终于使病情化险为夷，衄止而安全出院。

例七：张某，男性，38岁。住院号：293647。

初诊（1976年7月15日）：患者有高血压病史。近几年来，每在夏季鼻衄反复发作。一周前左鼻孔大量出血，曾在某医院用10%硝酸银烧灼出血点，但出血未止。前天因鼻出血较多而昏倒一次，故来我院急诊。检查：鼻中隔左侧中部有一片活动性出血区，出血量多，给予凡士林纱条填塞后，鲜血从口咽部吐出，持续不止。于1976年7月9日住院检查：患者面色萎黄；血压130/70毫米汞柱。血液化验：血红蛋白12.5～13.2克%；白细胞计数10000～11000/立方毫米，嗜酸性粒细胞2%～5%，中性粒细胞72%～80%，淋巴细胞18%～22%，单核细胞1%。血小板计数160000/立方毫米。出、凝血时间各2分钟。诊断为高血压性鼻出血。用安络血、止血敏、维生素K_3等药治疗，并用凡士林纱条反复填塞鼻中隔左前下方出血点3次，但仍见出血。7月14日检查发现鼻中隔左前下方又有活动性出血，似自来水样射出，旋即给予明胶海绵、凡士林纱条填塞，中隔前下方注入少许硬化剂。诊见头痛在于前额，目睑内有充血现象。脉细滑，苔薄腻。证属肝肺郁热，迫血上行。治以平肝凉血摄血为法。

生白芍9克　炒丹皮9克　墨旱莲12克　侧柏叶12克　地榆炭9克　白茅花12克　蚕豆花15克　蒲黄炭9克（包煎）　鲜生地18克　4剂。

7月17日将鼻内凡士林纱条抽出后，见鼻中隔面充血，便用明胶海绵贴附。

二诊（7月19日）：鼻衄已止，目睑内充血现象亦淡。盗汗在于额颈之间，体质不充，阴不敛阳。脉细滑，苔腻已化。再予平肝固本而为调理。

生白芍9克　粉丹皮9克　侧柏叶9克　南北沙参各9克　焦白术9克　白茯苓9克　浮小麦12克　糯稻根须30克　墨旱莲12克　熟女贞9克　制黄精9克

服上药1剂，病情稳定，于7月20日出院，嘱其继续服用前方3剂，以资巩固。

1978年5月3日门诊随访，近一年零十个月基本上未见鼻出血。

按：本例患者为壮年，素体薄弱，且有高血压病史，每在夏令季节鼻衄反复发作，此乃阳气怫郁，血热内亢，外因炎夏之气相搏，以致出血量多如涌。《诸病源候论》说："肺开窍于鼻，热乘于血，则气亦热也。血气俱热，血随气发于鼻为衄，甚则大衄而口耳皆出血也。"此证为肝肺郁热，木火刑金，阴不敛阳，迫血上行，而为鼻衄，治以生白芍、鲜生地、白茅花平肝凉血清热，蒲黄、地榆、蚕豆花摄血以止血。继用轻清固本，以善其后而取效。

例八：王某，男性，62 岁。住院号：298335。

初诊（1977 年 1 月 25 日）：有高血压病史。昨天晚上 11 时突然鼻出血，量多，至我院急诊，即给予凡士林纱条填塞鼻腔，并用安络血针剂肌内注射。然回家后口吐鲜血不断，故于今日入院检查：血压 150/100 毫米汞柱。右鼻腔嗅沟处有活动性出血，后鼻孔血性分泌物下流至口咽部，即重新用凡士林纱条填塞两鼻腔。右耳膜疤痕增厚，左耳膜紧张部穿孔。血、尿常规均正常。诊断为高血压性鼻衄。

诊见经常头胀头痛，两眼球作胀，右目红丝攀睛。脉弦数，苔黄腻。症属肝阳上亢，血热妄行。治以平肝清热摄血。

山羊角片 9 克　鲜生地 30 克　侧柏叶 15 克　茜草炭 3 克　黄芩 9 克　焦山栀 9 克　紫珠草 15 克　墨旱莲 18 克　白茅花 30 克　蚕豆花 18 克　藕节炭 18 克　3 剂。

1 月 27 日从鼻腔抽出凡士林纱条后，见右鼻嗅沟处有少许渗血，即用明胶海绵一小块压迫之。

二诊（1 月 28 日）：头胀头痛已瘥，鼻出血已好转，但鼻涕中仍有带血。脉苔如前。再服原方 4 剂。

1 月 29 日鼻出血已止。检查：右鼻下甲较大，鼻底部有少许粘脓性分泌物。2 月 2 日鼻无出血，痊愈出院。

1978年4月28日门诊随访：一年多来鼻出血未见复作，但有时自觉头胀，鼻不通气。检查：鼻中下甲较大，中道无脓液分泌，鼻腔内未见糜烂溃疡及新生物。

按：患者素有高血压病，经常头胀作痛，兹则突然出现大量鼻出血，并见右目红丝攀睛，眼球作胀，脉弦数，苔黄腻，纯属肝阳上亢，肝火上炎，以致阳络伤，血外溢而妄行，故重用山羊角、山栀、黄芩平肝清热泻火，鲜生地、墨旱莲益阴凉血，再佐以侧柏叶、藕节、茅花等清热止血之品，前后连服7剂，头胀头痛即除，鼻衄亦随之消失而愈。

例九：严某，女，24岁，学生。住院号：292623。

初诊（1976年5月20日）：右鼻孔出血二天。始因感冒，继则出血如涌，来势急剧，不能自止。曾在某医院用纱球填塞右鼻后孔，鼻衄仍未能止住，且又见右耳出血，故于昨日急诊住入我院治疗。入院检查发现右耳出血，耳膜不清，鼻腔出血不止。在作紧急处理时，发现右鼻后孔出血，旋即重新用凡士林纱条填塞鼻部患处，并用庆大霉素、马林呱、安络血等药治疗，鼻腔仍有渗血，痰中带血，咳嗽不爽，低热（37.5℃）。血压100/60毫米汞柱。血检：血小板计数18万/立方毫米；白细胞9900/立方毫米，中性90%，淋巴球10%。出、凝血时间各2分钟。诊为：鼻后孔出血。脉细，苔黄干糙。证属肺热络损，迫血妄行。治以清肺摄血。

前胡6克　光杏仁9克　熟牛蒡9克　炒丹皮9克　蚕豆花12克　墨旱莲15克　茜草炭12克　仙鹤草12克　黄芪9克　玄参9克　侧柏叶12克　藕节炭15克

服上方4剂后，全身情况好转，鼻衄已止，去除鼻后孔之凡士林纱条，未见活动性出血，但鼻中隔有轻度

第一辑

糜烂，停药观察三天，仍未见鼻出血，故于1976年5月25日痊愈出院。

按：本例患者感冒二天，继则鼻血如涌，来势甚急，虽经急诊处理及西药治疗，但仍有鼻衄，兼见咳嗽不爽，痰中带血，低热不退，舌苔黄而干糙等症，认为证属邪郁不解，恋肺伤络所致，故治以清肺泻火，疏利肺气为主，清热泻火药用玄参、黄芩、丹皮等；疏利肺气药用前胡、杏仁、牛蒡子等。并用墨旱莲、茜草炭、蚕豆花等摄血以循经，用上法后邪热得清，肺气调顺，则鼻衄自止矣。

例十：钱某，女性，25岁。住院号：299689。

初诊（1977年3月22日）：患者过去有原因不明的血尿史及肝炎病史。鼻血倒流至口咽部已7天，曾在外院口服云南白药、维生素C、K，并肌注安络血针剂等，均不见好转，故于当日入院。检查发现鼻中下甲较大充血，鼻中道无脓，鼻咽后壁有血下流至咽部，以右侧为明显。耳（-）。血压110/70毫米汞柱。血、尿常规，血小板计数、肝功能检查均未见异常。诊断为鼻后孔出血。症见头晕作胀，鼻干，大便不通。脉细弦，舌质红、苔根微黄。证由肺胃积热，上迫鼻窍所致。

生白芍9克　丹皮炭9克　茜草炭3克　鲜生地30克　仙鹤草12克　墨旱莲12克　蚕豆花15克　白茅花30克　藕节炭30克　黄芩9克　3剂。

二诊（3月25日）：鼻出血已见明显好转，仍感头晕头胀，心慌，咽干，大便干结解而不畅。脉细弦，苔薄微黄。有低热（37.2～37.7℃）。治宜清热凉血，佐以润肠之法。

赤白芍各9克　粉丹皮9克　鲜生地30克　墨旱莲12

克　黄芩9克　玄参9克　茜草根9克　白茅花30克　火麻仁9克　仙鹤草12克　芦根30克　4剂。

三诊（3月29日）：鼻出血已止，大便日行一次。月经将来，小腹胀痛。脉、苔正常。上方去鲜生地，加当归9克，延胡索4.5克。

上方连服7剂，症情稳定，于1977年3月30日出院。

1978年5月2日门诊随访，一年来鼻出血未见复发。但近来鼻出血一次，症状较前轻，出血量少，服中药后即好转。

按：本例患者鼻后孔出血，始用清热凉血养阴之剂，效果不明显。复诊时，进一步了解到大便干结不通，得知病虽表现在上部，但因热结肠胃不得下泄，故于原方加入火麻仁润下通腑之品，使蕴结于肠胃之热从大便而去，鼻出血自能得到控制。此即古人所谓“釜底抽薪”之义，故收到十分满意的效果。

耳　痈

王某，男，17岁，学生。门诊号：184。

初诊（1976年9月14日）：右耳肿痛一个多月，曾诊为右外耳道炎，用青霉素、红霉素等治疗无效。来诊时右耳红肿作痛，痛引后脑枕部，咀嚼时疼痛尤甚。脉滑，苔薄。由肝胆热毒，熏灼耳窍而成耳痈。治宜泻肝火解热毒。

龙胆草4.5克　紫花地丁12克　蒲公英12克　金银花12克　丹皮9克　赤白芍各9克　天花粉12克　芙蓉花9克　生甘草3克　2剂。

外用药：青灵散用麻油适量，调成糊状，涂在纱布上，敷于患处。

二诊（9月16日）：药后，症状如故。因感冒外邪，发热，咳呛，头胀痛。脉滑，苔薄腻。治宜标本兼顾。

荆芥9克　防风9克　桑叶9克　杭菊花9克　赤芍9克　丹皮9克　龙胆草4.5克　金银花12克　牛蒡子9克　芙蓉花9克　制乳没各3克　陈皮4.5克　4剂。

外用药同前。

三诊（9月23日）：药后表症已解，惟仍有头痛，微咳，右耳患部跳痛肿胀稍减。予前方出入续治。

桑叶9克　杭菊花9克　蝉衣4.5克　牛蒡子9克　龙胆草3克　赤芍9克　生米仁12克　瓜蒌皮12克　芙蓉花9克　7剂。

四～五诊：症情稳定。原方续服14剂。外用药同前。

六诊（10月14日）：右耳患处肿痛已消失，头痛亦除。为巩固计，上方去龙胆草、赤芍，加白芍9克，芙蓉花改用4.5克，服7剂。

按：患者发病一月余，虽经抗生素治疗，但未能控制病情发展。因右耳肿痛而未成脓，故重用龙胆草、紫地丁、蒲公英、金银花、生甘草泻火解毒，佐以赤白芍、丹皮、芙蓉花和营消肿，外敷青灵散合麻油以润肤清热消炎。二诊时，因患者夹有外感，故将苦寒之品减其制，增入荆、防、蝉衣、牛蒡子、陈皮、米仁疏邪肃肺化痰，佐以乳香、没药消肿止痛。药后表邪已解，热毒亦减，继用清疏消散之剂调治，外用内服相结合得以肿消而愈。

脓　耳（2例）

例一：王某，女性，10岁。

初诊（1975年12月27日）：右耳流脓半年，近4、5天来肿胀疼痛。检查：右外耳道软骨段皮肤肿胀较明显，鼓膜紧张部穿孔，并有脓性分泌物。诊断为右外耳道疖，慢性化脓性中耳炎。

诊见左耳疼痛，微有发热（37.4℃），头晕，大便三天未解。脉滑、苔薄、舌尖红。证属风热与肝胆之火互结，循经上灼耳道，治宜疏解消肿，并佐以通腑。

荆芥4.5克　金银花9克　野菊花12克　白桔梗4.5克　蒲公英12克　丹皮6克　炙甲片4.5克　甘草2.5克　生蒌皮仁各9克　火麻仁9克　赤芍9克

外用药：青灵软膏棉条涂塞于耳道。

二诊（12月30日）：体温已复正常，右外耳道肿胀已退，脓液基本消失，大便亦已通畅，但右耳道后尚略有脓肿。此系热毒下达，再予清化为治。

赤芍6克　丹皮9克　炙甲片4.5克　野菊花12克　蒲公英12克　甘草2.5克　金银花9克

外用药同上。

上方连服3剂，诸症均除而愈。

例二：张某，女性，24岁，工人。住院号：28893。

初诊（1975年11月25日）：左耳痛痒2周。检查：左外耳道皮肤肿胀作痛牵引耳壳作痛，耳屏压痛明显，耳下淋巴结肿大，并有压痛感。曾在门诊用1%酚甘油滴耳，银黄注射液针剂肌内注射等未愈。近4、5天来又见脓性分泌物自外耳道溢出，伴有低热（37.7℃）。诊为急性左外耳道疖。

诊见左耳道皮肤肿胀作痛，并有脓性分泌物，头晕胀痛，作恶欲吐。脉滑，苔薄。此系由肝胆热毒蕴结，上侵耳窍所致。治拟清热消肿排脓。

生赤芍9克　粉丹皮9克　芙蓉花4.5克　土贝母9克　杭菊花12克　蒲公英12克　金银花12克　连翘壳9克　甘草3克　白桔梗4.5克　4剂。

二诊（11月28日）：体温已复正常，左耳痛明显减轻，外耳道有脓性分泌物排出，肿胀渐退。药能应病，前法踵进，续服上方4剂。

三诊（12月2日）：左耳道肿胀消退，虽仍有分泌物，但脓液极少。脉滑，苔淡薄。再予清化余毒。

赤芍9克　粉丹皮9克　杭菊花9克　蒲公英9克　金银花9克　白桔梗4.5克　甘草2.5克　绿豆壳12克

前方服一剂后，诸症消失，于1975年12月3日出院，嘱其继服原方一剂，以防复发。

按：以上二例同为脓耳，均由风热与肝胆之火互结而引起，但病情略有不同，例一兼见腑气不行，便秘3天，故参用瓜蒌仁、火麻仁润肠通便；又因有慢性化脓性中耳炎，则配合青灵软膏，外治以清热消炎。例二耳道肿胀作痛，且有脓液分泌，是热毒蕴结耳道为患，所以治用清热解毒消肿法。均于短期诊治后获愈。

耳　痞（2例）

例一：黄某，女，44岁。

初诊（1977年3月29日）：耳痞已有一年余，左耳阻塞，低头时则感耳胀痛。门诊时在鼓室内反复抽液三次不愈，要求用中医药治疗。

诊见头部转动时则觉耳塞似跳，向左侧转动时尤甚，且有胀感，积液。平时心悸，口腻作干。带下秽气难闻。脉弦滑。检查：鼻下甲肥大充血，鼻咽部未见异常。咽（－）。两耳膜完整，左耳膜凹陷略充血。诊断为渗出性中耳炎，耳咽管阻塞。证由心肝二经失调，湿热互阻而成耳痞。治以平肝养心，渗湿泄热。

生白芍9克　丹皮参各9克　当归9克　夏枯草12克　甘菊花9克　生熟苡仁各9克　泽泻9克　炙乌贼骨9克　远志4.5克　柏子仁9克　7剂。

二诊（4月5日）：药后尚能适应，右耳阻塞胀痛等诸症均有好转，仍予原方继服7剂。

1977年6月门诊随访：左耳咽管阻塞，渗出性中耳炎症状及体征基本消失。

例二：董某，男，10岁，学生。编号：163。

初诊（1976年6月17日）：患渗出性中耳炎听力减退一年。两耳有阻塞感，听力不佳。平时容易感冒鼻塞。过去曾作过增殖体刮除术、耳咽管吹胀术，同时用α-糜蛋白酶、强的松、抗生素等治疗。后又在右耳内针刺抽出黄色粘性液体，但上述症状未见好转。检查：两下甲大，耳膜凹陷。拟诊为渗出性中耳炎、耳咽管阻塞。诊见脉细滑，苔淡薄。证属湿浊内阻，而成耳痞。治宜淡渗通气。

广藿香6克　佩兰梗9克　白桔梗4.5克　甘草2.4克　石菖蒲3克　生苡仁9克　金银花9克　蒲公英9克　7剂。

二诊（7月15日）：两耳听力增进，左目白轮充血，但视力无妨。原方去广藿香、石菖蒲，加赤芍9克，粉丹皮9克，黄芩9克，杭菊花9克，服10剂。

1978年4月29日门诊随访：服药后症状消失，听力转佳，近二年来因病未见发作。

按：耳痞，与现代医学的渗出性中耳炎相近似。以上两例病同而症状略有出入。例一耳部胀痛，兼有积液，口腻作干，带下腥秽难闻，是湿热互阻所致，所以治疗注重用清热渗湿之法，服药17剂，诸症明显好转。例二听力下降，脉细滑，苔淡薄，由湿热浊阻于清窍引起，故治以芳香化浊为主。二诊时，听力好转，惟见白轮充血，则重用清热凉血之品而取效。方中石菖蒲一味，有芳香化浊通窍之功，于治疗痰浊蒙蔽清窍而致耳鼻失聪者，每获良效。

耳闭

戴某，男，7岁。

初诊（1963年3月23日）：去年曾患重感冒，嗣后鼻窍常流浓涕，时而面颧作痛，渐至两耳听觉失灵，经某医院诊为耳咽管闭塞，治疗未已。病延一年余，两耳失聪，左侧尤甚，伴有头痛，饮食不馨，腹痛。脉细滑，舌苔淡薄。面色皖白，山根（即鼻梁部）色青。证属肝旺脾弱，清窍不通。治予平肝悦脾通窍。

生白芍3克　杭菊花4.5克　甘杞子4.5克　白桔梗3克　石菖蒲1.5克　广郁金4.5克　焦白术6克　淮山药9克　陈皮3克　炙鸡金3克　5剂。

二诊（3月30日）：其母代诉：药后尚感舒适，头痛略见轻减。原方续服5剂。

三诊（4月6日）：近一周来，右耳窍略有痛感，余症同前。上方加采芸曲9克（包煎），夏枯草3克。

四诊（4月20日）：服药五剂，头痛已减，食欲渐增，左耳听觉亦见进步。上方去采芸曲，加茯苓9克。

连服6剂，两耳听觉基本恢复正常，精神体力均转佳。其后来诊二次，按上方随证加减，如寐不酣加忘忧草9克；咳嗽、咽痛，加牛蒡子6克，桔梗3克，甘草2.5

克。连服10剂，诸恙霍然。

按：本例患者两耳失聪，始于感冒，逐渐听力下降，气道阻塞，成为“耳闭”之患。清·薛雪说：“金之结穴在耳中，名曰窗笼，专主乎听，故热症耳聋亦关乎肺，治当清肺为主。”初起为实证，治当在肺，本属正治，然本例病延一年余，又见头痛、纳少、腹痛、脉细滑、面色㿠白等症，故辨证为肝旺脾弱，治用平肝悦脾之法为主，获得疗效。这说明中医治病贵在审证求因，不可拘泥于前人一家之言。

耳　漏

刘某，男性，52岁，工人。住院号：293581。

初诊（1976年7月8日）：右耳廓肿胀伴头部胀痛二十余天，曾在门诊用抗生素、抽液、理疗等治疗未见好转。故于1976年7月5日入院治疗。检查：右耳廓耳轮、对耳轮及舟状窝均红肿明显，界线不清，两耳膜完整。鼻、咽（－）。血压100/60毫米汞柱。血、尿常规均无异常。拟诊为右耳廓软骨膜下积液并发感染。

诊见右耳廓边缘内耳庭红肿作痛，按之微软，内有积液。脉细滑，苔薄腻。证由湿热之毒蕴结于耳所致，防其溃破后成耳漏之患。治宜清营解毒为主。

赤芍9克　粉丹皮9克　紫花地丁草9克　杭菊花9克　金银花9克　连翘壳9克　芙蓉叶9克　黄芩9克　生甘草3克　牛蒡子9克　6剂。

外用药：青灵软膏涂于纱布上，敷于耳部患处，每日更换一次。

二诊（7月15日）：七天前于右耳廓软骨膜下抽出液培养，未见细菌生长。经用上法治疗后，肿胀基本消退；惟耳后尚有微痛，按之根脚绵软，脉细滑，苔薄净。再从原拟踵进。

赤芍9克　粉丹皮9克　金银花6克　连翘壳9克　天花粉9克　杭菊花9克　生甘草3克　紫花地丁草9克　黄芩9克　绿豆壳9克

外用药：青灵软膏，继续敷贴，每日更换一次。

服上药2剂后，病情基本稳定，于1976年7月17日出院，并嘱其带回上药5剂服完后，即至门诊继续治疗。

三诊（7月26日）：右耳廓边缘肿胀基本消退，耳下垂部尚有微肿，头痛在于太阳部。是余毒未清之故，再予清化解毒消肿。

赤芍9克　粉丹皮9克　生苡仁9克　金银花9克　甘草2.5克　蒲公英12克　杭菊花9克　佩兰梗9克　香青蒿9克　绿豆壳9克　7剂。

外用药同前。

四诊（7月29日）：右耳廓软骨膜下积液肿胀已基本消退。但耳廓后及耳庭内余毒不退，按之软绵，软组织疏松。脉滑，苔薄腻。再予和营消肿解毒，庶可图治。

赤芍9克　当归9克　粉丹皮9克　炙甲片4.5克　忍冬藤12克　杭菊花9克　地丁草12克　甘草2.5克　生苡仁12克　夏枯草9克　7剂。

按：本例病症的特征是耳廓红肿软绵而无硬结，有积液，色清稀微黄而不化脓。此证溃破后往往经常流脂而不能愈合，成为耳漏。殇由湿热之毒凝滞蕴结于耳轮为患。处治不宜妄用攻散之药，防其扩大。主以清营消肿佐以解毒，使营气得从，肿消而愈。

耳廓流痰

郭某，女，39岁。

初诊（1976年7月22日）：右耳廓流痰结核肿胀，按之根软，皮色如常。诊断为“耳壳软骨膜下积液”，先后三次抽出黄水粘液，肿胀未退，且面颧麻木，右目刺痛，已有一月余。脉滑，苔薄腻。大便干结，尿色黄。证属痰瘀凝结，兼夹肝阳上扰。治宜和营消肿，平肝化痰为主。

赤白芍各9克　当归9克　川芎3克　夏枯草12克　白蒺藜9克（去刺）　决明子12克　杭菊花9克　赤苓12克　生苡仁12克　白桔梗3克　生甘草2.5克　瓜蒌仁12克（打）

外用药：金黄散［见“验方部分”第（2）方］30克，加入蜂蜜、红茶汁适量，调成糊状，敷于患处，每日更换一次。

二诊（7月26日）：流痰结核肿胀，按之觉痛，面颧麻木，头痛作胀，右目仍感刺痛。大便已通畅，小便色黄转淡。脉滑，苔薄腻。乃痰瘀未化，肝阳未平之故。治宜仍宗原意增损。

赤白芍各9克　当归9克　夏枯草12克　白蒺藜9克（去刺）　决明子12克　炙甲片4.5克　芙蓉花9克　杭菊花9克　穞豆壳9克　忍冬藤12克　甘草2.5克　7剂。

外用药：芙蓉叶30克（研末），加入蜂蜜、红茶叶适量调敷患处。

三诊（8月2日）：耳廓流痰肿痛已明显消退，面颧麻木亦消失；惟右目仍感作胀，视物模糊，头晕乏力。检查：右耳壳软骨膜下积液肿胀明显消退。脉细滑，苔薄腻。大小便正常。再予上方继服 7 剂。

四诊（8 月 9 日）：耳廓流痰结核消失，惟仍感麻木作胀，间有头晕，大便干结。脉、苔正常。再予平肝润肠为治。

赤白芍各 9 克　当归 9 克　夏枯草 12 克　杭菊花 9 克　决明子 12 克　蒌皮仁各 9 克　火麻仁 12 克　忍冬藤 9 克　生甘草 2.5 克　炒枳壳 4.5 克

五诊（8 月 24 日）：右耳廓流痰结核消失，局部略有硬感，但未见积液。用玉枢丹 1.5 克，加清水磨成糊状，涂患处，每日 1～2 次。

1976 年 9 月 7 日检查：右耳壳局部原略增厚，现亦转软消退，未见复发。

按：本例患者月余前曾因右耳廓肿胀，不红不热不痛，按之根软，皮色如常，经抽脓及抗生素治疗，但病情未见好转。中医诊为肝阳上亢，痰湿夹瘀结于耳窍为患，治用内服平肝渗湿、和营消肿之剂，并配合清热消肿散结之金黄散外敷而获效。方中炙甲片、芙蓉花与赤白芍、当归同用，增强了和营消散之功。芙蓉花对于各种外疡脓成未成用之消肿、排毒均有疗效。

口　　僻（2 例）

例一：王某，男性，39 岁，工人。编号：172。

初诊（1976 年 8 月 24 日）：向有失眠、眩晕、左耳高音性耳鸣病史，以及左侧脑后颈项间酸痛牵强病史，八天前，因迎风骑自行车，又进食刨冰，而至次日出现左耳及头颈周围作痛，左面发麻，继则口角向右㖞斜。就诊时检查：鼻、咽（－）。两耳膜完整，无充血红肿，乳窦部无压痛肿胀。口角向右㖞斜，左额皱及鼻唇沟消失，鼓气时左侧口角漏气，眼睑不能闭合。诊断为左面神经麻痹（周围性）。诊见左侧面颊㖞斜抽痛，眼睑不能开合，目珠作痛，视物模糊。脉弦细，舌苔淡薄，病已八天，乃外风引动内风，经脉失于宣通所致。治拟祛风平肝通络为法。

荆芥6克　防风9克　蔓荆子9克　赤白芍各9克　白蒺藜9克　夏枯草12克　决明子9克　青葙子9克　明天麻4.5克　嫩钩藤12克（后下）　夜交藤12克　丝瓜络12克

二诊（8月25日）：上药服1剂后，面颊抽痛已减，目珠作胀亦差；惟左眼睑开合不利，脑后及颈项仍有牵痛感。脉弦细，苔淡薄。再予上方去决明子，加杭菊花9克，服7剂。

三诊（8月31日）：左眼睑已能活动，但闭合不紧，有时耳鸣，余症同前。此乃风阳尚未平熄之故。仍予上方继服10剂。

四诊（9月9日）：口角㖞斜基本恢复正常，左眼睑已能开合，但尚觉不紧，睡眠易醒。再宗前意增损之。

防风9克　蔓荆子9克　决明子9克　白芍9克　当归9克　白蒺藜9克　夏枯草12克　合欢皮9克　夜交藤15克　珍珠母30克（先煎）　嫩钩藤12克（后下）

五诊（9月15日）：左眼睑已能闭合，活动自如，后脑角胀痛时作时止，口角尚有微㖞，听高音时耳窍则感跳痛。脉滑，苔薄。再予平肝熄风通络为治。

上方去防风续服7剂。

六诊（9月23日）：左口角㖞斜已复正常，耳窍跳痛亦见轻减。苔薄，脉滑。大便干结，睡眠欠佳。再从原意更进一步。上方去蔓荆子，加生地9克。

上方服7剂后，左面神经麻痹恢复正常，余症亦见改善。

例二：珍某，女，30岁。

初诊（1976年5月13日）：向有痛经史。患中耳炎多年，1976年3月30日在局部麻醉下，施行左耳鼓室成形术。术后发现左面神经损伤断裂，而致左面神经麻痹，再作皮神经移植术，同时用多种西药治疗一个半月未见效果。现左脸颊麻木不仁，口角向右㖞斜，舌尖亦微有偏右，伸动不灵活，右眼闭合不紧，目珠胀痛，视物模糊不清，脉细弦，苔薄。大便干结难解，每隔3～4天一次。证属络脉受损，血行不畅。治用通络和营，佐以熄风。

赤白芍各9克　当归9克　白蒺藜9克　夏枯草9克　决明子9克　谷精草9克　白僵蚕9克　淡全蝎1.5克　首乌藤15克　忍冬藤12克　7剂。

二诊（5月20日）：舌尖向右㖞斜略有改善，目珠胀痛轻减，但觉有跳动，口角㖞斜如前状，大便干结解而不畅。脉细弦，苔淡薄。上方去首乌藤，加制首乌9克，青葙子9克，继服7剂。

三诊（5月27日）：右眼闭合较前好转，舌尖㖞斜已复正常，口角抽动轻减，大便每日一次，惟余症依然。月经净后少腹部微有隐痛不适。脉细，苔薄净，再宗前法佐以理气调经治之。

白芍9克　白蒺藜9克　夏枯草9克　决明子9克　嫩钩藤9克（后下）　谷精草9克　白僵蚕9克　青葙子9克　炒当归9克　佛手花3克　桑椹子9克　7剂。

四诊（6月10日）：目珠胀痛已减，视物过久尚略有胀感，口角㖞斜，有时尚有轻微抽跳，大便仍干结，睡眠欠佳。久坐久立则感腰酸腹滞。脉细弱，苔薄净。上方去谷精草、佛手花、白僵蚕、嫩钩藤，加制首乌12克，合欢皮9克，川断肉9克，炒枳壳4.5克，南沙参12克，7剂。

五诊（6月17日）：口角㖞斜已渐好转，抽跳消失，脉苔正常。大便隔日一行，解而不畅。治宗前法，兼以通腑。

赤白芍各9克　当归9克　白蒺藜9克　夏枯草9克　决明子9克　制首乌12克　桑椹子12克　青葙子9克　瓜蒌仁12克　火麻仁9克　14剂。

六诊（7月8日）：口角㖞斜基本好转，但言语时口角尚有偏右抽动，左目珠视物过久微有胀痛及流泪，再予平肝和营通络。

白芍9克　白蒺藜9克　夏枯草9克　决明子12克　青葙子12克　谷精草9克　嫩钩藤12克（后下）　桑椹子12克　当归9克　丹参9克　制首乌12克　14剂。

1976年9月2日门诊随访：左眼闭合较紧，面额皱纹显出良好，吹口哨不漏气，面神经麻痹基本痊愈。

按：以上两例均以口角㖞斜、目睑闭合不紧为临床主症，同属口僻，即面神经麻痹症，但由于致病因素各异，因而治法各有不同。例一为外风引动风阳上越之证候，治当以祛风平肝为主。例二是由络脉受损，营血不和，肝风内动而成，所以治疗应侧重和营通络。其间白芍与当归合用，既能养血，又可柔肝敛阴；与赤芍同用，能活血散瘀而和营；与白蒺藜、夏枯草、忍冬藤相配为用，则有散结通络之作用。

外科医案

瘰疬

徐某，女，25岁，护士。

初诊（1962年9月7日）：有肺结核病史。1962年3月间发现左侧颈项有一结块，诊断为颈淋巴结结核。现检其左颈项上部之结核坚硬，皮色正常；下部之核溃破，溃面结有二个痂，色呈紫黑，按之有稀黄色脂液溢出；去其痂则有少量豆渣样脓液，根盘散漫，延及耳根。夜寐不宁而梦扰，咽干梗塞，头痛如锥刺，在于额前及两侧。脉象细弱，舌苔薄而糙。由肝旺兼夹痰热内蕴所致，证情缠绵，须悉心静调，方许图效。

生白芍6克　珍珠母30克（先煎）　生牡蛎30克（先煎）　夏枯草9克　白桔梗3克　生甘草3克　瓜蒌皮9克　大麦冬9克　生熟枣仁各9克　水炙远志3克　淡昆布9克　淡海藻9克　犀黄醒消丸3克（分2次吞）　5剂。

二诊（9月14日）：症状如前，夜寐不酣，食后腹胀，于原方去瓜蒌皮、麦冬、远志，加夜交藤9克，焦白术9克，麸炒枳壳4.5克，再服5剂。

三诊（9月21日）：左颈项疮口脓毒未清，周围尚属洁净，硬度依然，耳部及项间有牵痛感，头晕目花，肝阳上升而失潜。睡眠较好，胃纳作胀已减。脉细弱，苔淡薄，糙腻已化。再以平肝消肿软坚。

生白芍4.5克　珍珠母30克（先煎）　杭菊花9克　夏枯草9克　白桔梗3克　生甘草2.5克　浙贝母9克　夜交藤9克　生熟枣仁各9克　焦白术9克　淡昆布9克　淡海

藻9克　犀黄醒消丸3克（分2次吞）　7剂。

四～六诊（9月28日～10月12日）：症状续见好转，疮口白腐已去，肉芽增生，溃面之核亦见消退，惟腹部脘次尚有饱闷之感，且多矢气。先后于上方去夜交藤、生熟枣仁、焦白术；加麸炒枳壳6克，春砂花2.5克，炒乌药4.5克，采芸曲9克（包煎），15剂。

七诊（10月19日）：疮口洁净，脓脂已清，势将收敛，惟头昏胀如束，体质不充，肝阳失潜。再与和营平肝，理气宣化。

生白芍4.5克　紫丹参4.5克　夏枯草9克　甘菊花4.5克　浙贝母9克　白桔梗3克　生甘草2.5克　淡昆布9克　淡海藻9克　春砂花4.5克　炒乌药4.5克　采芸曲9克（包煎）　犀黄醒消丸3克（分2次吞）

八～九诊（10月26日～11月2日）：疮口已敛，上部余块未消，胃脘部尚有气胀之感，仍与原方服5剂后，给犀黄醒消丸9克，分六日服；香砂六君丸60克，日服2次，每次4.5克。1963年2月7日，因感冒咳嗽声嘶，前来诊治，检视项部疤痕平滑，肿块全消。

外治方面：第一步将患处结痂揭开，以探针在二孔间通过后，用剪刀剪开，使疮口敞开，擦净后掺拔毒生肌散［见“验方部分”第（30）方］，盖贴青灵软膏。第二步，疮口脓液已少，但边缘皮凸出，即用剪刀修光，仍掺拔毒生肌散，换贴和合软膏［见“验方部分”第（42）方］。第三步，疮面洁净，脓脂已清，换掺桃花五宝丹［见“验方部分”第（44）方］，仍覆盖和合软膏，至收口为止。

按：本例治愈的总疗程为80天。治疗上本着局部与整体相合的原则，采用内服与外治兼施的方法治疗。

内服以犀黄醒消丸为主，按犀黄醒消丸即《外科证治全生集》之犀黄丸，取治瘰疬，法宗《外科证治全生集》:“凡瘰疬有溃烂，间有成脓未溃者，亦有未成脓者，须服犀黄丸，止其已溃之痛，松其成脓未溃之胀，消其未成脓之核。”但此书认为:“夏枯草，性寒，以治瘰疬，从无一效，久服则成疬劳”;“海藻、昆布，性寒，称治瘰疬圣药者，却谬，当禁用”。然此三味，各家医籍均视为是软坚散结之良药。如《证治准绳》有夏枯草汤，此一味夏枯草汤，治瘰疬马刀已溃未溃，或日久成漏;《疡医大全》内服瘰疬丸亦以夏枯草为主药，且有海藻、玄参、贝母等药;《外科正宗》滋荣散坚汤、散肿溃坚汤中均有昆布。张老医师临证用药博取众长，并不拘于一家之言，故方中仍予采用，且奏良效。

瘰疬一证，虽为局部疾患，却关联整体，如单用软坚消肿，不顾及全身症状，则疗效差。本例的内服药是根据肝旺兼夹痰热内阻等全身症状而设的，因此病情日见轻减。外治方面，按疮面具体情况，采取外敷与手术相结合的方法治疗。初用提脓、祛腐之拔毒生肌散，消炎退肿之青灵软膏;以后疮面洁净，脂溢已清，则用生肌的桃花五宝丹与和合软膏使疮口收敛愈合。凡疮面有脓痂或疮面四围腐肉参差蔽盖，必须进行手术处理，便用剪刀剪开腔道，并去凸出之疮边，使疮面敞开平正，愈合肌肤光泽如常，并无疤痕遗留。

大头瘟

刘某，男，53岁。住院号:291365。

初诊（1976年3月18月）:右耳壳湿疹，继而出现肿胀，高热怕冷，病已三天。曾用庆大霉素未见好转，于1976年3月17日入院。检查：全身情况一般。面颧发红。右耳壳弥漫性肿胀，耳后有湿疹糜烂，右耳膜完整，外耳道无异常。左耳（－）。鼻、咽（－）。诊断为右耳壳软骨膜炎并发头面部蜂窝织炎。现诊右耳壳表皮有小泡状，湿疹且有肿胀作痛，延及面侧焮红，头胀，发热（38.9℃），大便二日未解。脉滑数，苔薄黄。证属风热侵袭营分，而成大头瘟症。治以疏邪清营解毒。

赤芍9克　丹皮9克　板蓝根12克　黄芩9克　山栀9克　薄荷4.5克（后入）　荆芥6克　牛蒡子9克　黄连3克　火麻仁12克　生蒌仁12克　甘草3克　蒲公英12克　金银花12克　3剂。

外用青灵软膏涂在纱布上，敷于患处，每日更换一次。

二诊（3月20日）：右耳壳软骨膜红肿继有扩散，波及后方达乳突部与前额方颧弓部。但昨日发热（38.4℃），今日已退，大便通畅。脉滑数，舌质红，舌下经脉色紫粗胀。咽部亦有充血，热毒侵营不化。再予清热解毒。

赤芍9克　粉丹皮9克　大青叶12克　板蓝根12克　黄芩9克　焦山栀9克　牛蒡子9克　金银花12克　连翘9克　生甘草2.5克　黄连3克　蒲公英15克　3剂。

三诊（3月23日）：右耳壳疼痛消失，红肿明显消退。脉象右滑左细，舌苔正常。原方继服4剂。

3月27日检查，病情稳定，未言有所苦痛，停药观察2天，于3月29日痊愈出院。

按：根据本例临床表现，属于中医学“大头瘟”

的范围，《疡科心得集》中说："大头瘟者，系天行时热疫毒之气，感之于人也。一名时毒，其候发于鼻面耳项咽喉，赤肿无头，或结核有根，初起状如伤寒，令人憎寒壮热，发热头痛，肢体甚痛，恍惚不宁，咽喉闭塞，五、七日乃能杀人。"患者发病三天，曾用西药庆大霉素治疗未见好转，后改投中药以疏风清营解毒为主，服药2剂，疗效亦不明显，耳壳肿胀有向耳后及面部扩散现象，然证因确由风热侵营所致，故仍坚持应用原拟治法，未予更动，待药力一到，营分热清，终于获效。通过本例初诊投药，病情未见改善，如果把握不定，改弦易辙，则未必能得如此良果。可见胆大心细，谨守病机，实非易言。

脑　疽（6例）

例一：陈某，男。

脑后发，红肿疼痛，引及巅顶，形寒发热，胃呆拒纳，经已五日，当予消散。

荆芥穗5克　青防风5克　薄荷叶3克（后下）　金银花9克　杭菊9克　淡黄芩5克　当归尾5克　炙甲片5克　皂角刺9克　炙僵蚕9克　甘草节3克

外用药：四虎散、四香散放膏药中，敷贴患处。

按：本例病虽五天，有形寒发热，是病尚在初期的表现，当予消散为法。盖因脑疽一症，如在初起不能消散，则必随症情发展而至酿脓，溃脓阶段，相反，如能及时消散，则不仅缩短病程，而且减少了病员痛苦。故必须在初起阶段即立争消散。

消散脑疽，大法有三方：荆防败毒散、仙方活命饮、阳和汤。属于阳证者当以仙方活命饮（金银花、生甘草、天花粉、浙贝、乳香、没药、甲片、皂角刺、白芷、防风、当归、赤芍、陈皮）加减。属于阴证者，当以阳和汤（熟地、鹿角胶、肉桂、麻黄、炮姜、白芥子、甘草）加减，而一般具有表证，则当以荆防败毒散（荆芥、防风、羌活、独活、柴胡、前胡、川芎、桔梗、枳壳、茯苓、甘草）加减。

本病例既有恶寒发热之症，又有红肿疼痛之状，用荆防败毒则热毒无以消，用仙方活命饮祛风消散之力嫌不足，故以仙方活命为基础，参合祛风消散以为功。方用荆、防、薄荷以祛风消散，当归、甲片、皂角以和营消肿，银花、菊花、黄芩、僵蚕、甘草以清热解毒。外用四虎散、四香散均为消散之品，一般用于脑疽初起，皮色不变，呈阴性症候者，盖因脑疽初起，局部气血凝滞，如用寒凉之品，往往肌肉呆凝，血行阻滞，非但不能达到消散之目的，反而蕴积不散，用温散之品，促使气血畅通，则往往易于见功，至于热毒之邪已由内服药制之，内外所用不同，而其目的则一，两者配合，实乃外科疗法中相反相成之一法。此病例势虽甚重，但三天后复诊，已见寒热中止、红肿疼痛也有减轻，疡势转佳，消散有期了。

凡脑疽肿胀，溃烂延及发际者，为便于外敷药物，观察疡势，排脓去腐，在治疗前应将周围头发除去。

例二：徐某，男。

脑烁，头糜根坚，焮热如燔，疼痛如刺，脉来洪数，苔黄口渴，宜黄连消毒饮加减。

细川连2.5克　淡黄芩5克　川黄柏5克　金银花9克　连翘壳9克　肥知母9克　小生地12克　当归尾5克　杜苏木9克　青防风9克　建泽泻9克　白桔梗3克　生黄芪

9克　生甘草2.4克

外用药：铁箍散用红茶叶汁蜂蜜调成厚糊状，遍敷四周，中留孔顶。

按：本病例既有头糜焮热刺痛，又见疮根坚硬，是在酿脓初期，火毒甚炽之际。当前主要矛盾是火毒炽盛，而又尚未化脓成熟。在治疗上应该尽可能争取有利时机，如能消散一分即力争消散一分；同时化脓势不可免，又须顾及正气，促其早熟。故内服方中以清热解毒为主，并佐以消散与箍托之品。三黄、银翘、知母、甘草清热解毒，直折火势，以抑病情发展。泽泻利水，以导热邪从下焦分利，佐清热解毒之功，防风祛风消散，苏木、归尾活血、消肿，促使消散，力争尽可能缩小疡情。黄芪、桔梗扶正托毒，以冀脓聚早熟。外用铁箍散，具有消散软坚箍脓作用，适用于疮疡肿胀、根坚、散漫等症，凡疮疡未溃而化脓已为势所不免，以及脓虽溃而仍根坚散漫者，均可应用。唯在敷药时，对未溃者可遍敷疮面，已溃者当中留圆孔，以便脓液排出。本病例虽未溃脓，但已有头糜，故亦须敷于疮面四周，以免触及糜碎之处。

例三：吴某，男。

脑烁，头碎脂稀，根坚木疼，肿如横木。日渐加大，久不溃脓，脉来虚细，舌苔白，宜十全大补汤主治，使气血充旺，脓溢乃吉。

潞党参9克　生黄芪9克　生白术6克　云茯苓9克　大熟地12克　细川芎3克　杭白芍6克　当归身9克　上肉桂1.2克　生甘草1.5克

外用药：四虎散、冲和散（《外科正宗》紫荆皮二两、赤芍二两、白芷二两、独活三两、石菖蒲一两半，生晒研极细末）。用四虎、冲和各半以陈酒蜂蜜调敷周围。

按：本病例亦具头糜根坚酿脓之象，但迥异于例二热毒炽盛之证，其不同之处有如下几点：根坚木痛，肿如横木，肿胀较甚；日渐加大，久不溃脓，酿脓日久；脉来虚细，正元不足。由脉象虚细，正元不足，可知肿胀较甚。是由于正不胜邪，邪凝不化；久不溃脓是由于正气衰弱，无以托毒外出。欲其消肿，必须补益气血，扶正克邪。欲其溃脓，亦必须补益气血，扶正托毒。故本病例以十全大补汤主治，庶几使“气血充旺，脓溢乃吉”。本病例日后脓溃，亦呈脓稀色清，气血不足之象，在治疗过程中，始终以十全大补汤为法，证属阴寒，疗程甚长。外用四虎散和冲和散之品，对于脑疽，根坚木痛或头糜肿胀散漫效用较好。方药的配合，四虎散中的半夏、南星和冲和散中的白芷、独活、赤芍是消坚散结，再以草乌、狼毒、紫荆皮、石菖蒲箍脓，收缩根脚。本例病证头糜脂稀久不溃脓，内服以补托为主，外用软坚消肿箍脓以陈酒蜂蜜调敷周围，内服外用相互结合，促使根脚收缩，脓毒得以外泄。

例四：茅某，男。

偏对口疽，疮口不大，脓虽能泄，肿胀散漫，根盘坚硬，壮热连绵，头昏觉胀，目赤而花，大便难解，小便黄赤，脉象洪数，舌质光红，病情重笃，急予降火解毒。

乌犀尖1.2克（磨冲）　鲜生地30克　生赤芍9克　川雅连2.5克　大青叶12克　淡黄芩6克　肥知母6克　黑山栀9克　板蓝根24克　金银花9克　连翘壳9克　杭菊花9克　生甘草2.5克

外用药：①提脓丹，掺膏药中贴疮口。②铁箍散，敷于疮面四周。

按：本病例脑疽初溃，脓毒虽泄，而根坚肿胀，壮热连绵，便艰溲赤，是为热毒炽盛之候。脓毒既泄，理应诸症悉减，今非但未见轻瘥，而且壮热连绵，舌光质红，说明热毒已侵营血，有伤阴耗气以及热入心包之虑，故称其"病情重笃"。内服以犀角地黄汤合黄连解毒汤加减清热凉血，泻火解毒为法，既除当前之症，复防今后之变。虽有便艰，尚未结实，故未用芒硝、川军。至头昏觉胀、目赤而花均为热毒所致，热毒除则自能消退。然脓溃而仍有肿胀、根坚，在外治上用铁箍散软坚箍脓，又用提脓丹提脓拔毒，两者配合以冀加强疗效。本病例脓毒成熟，疮口自溃，不须手术开刀。如脓毒成熟，高突柔软，胀痛甚剧，而疮不自溃，则须切开以助排脓。如脓毒内蕴甚多而疮口较小，亦可切开扩大，以使排脓通畅。对于疮口并不甚小，而排脓不利者，还可用药捻插入疮口，以助拔毒。具体制法：以绵纸制成纸捻，放入提脓丹药粉内，使蘸满药末，插入疮口，外留少许，换药时取出，脓毒往往随纸捻流出。药捻长短视疮溃深浅决定。换药时间，一般每日换1次，脓多者1天换2次，脓少时亦可2天换1次。

例五：吴某，男。

对口疽，疮口腐烂散漫，延及两耳，脂水清稀，肉色紫黯，焮热疼痛，头目面腮均肿，咳嗽气逆，纳废便秘，神志昏迷，懊侬谵语，乃毒盛热炽，内陷心包，肺胃之火上炎，清肃之令失司，脉数舌绛，口渴常饮，热迫灼阴，病属重险，姑拟宣窍、育阴、涤热、化毒。

紫雪丹1.5克（吞） 大青叶12克 板蓝根15克 鲜生地30克 鲜石斛15克 鲜贯仲15克 细川连2.4克 黑山

栀9克　肥知母6克　京玄参15克　粉丹皮9克　生绿豆30克　朱连翘9克　川象贝各9克　瓜蒌仁9克　生赤芍9克　甘中黄5克　光杏仁9克　薄荷叶5克

另用：生黄芪15克、金银花15克煎汤代茶。外用药：银藤散［见“验方部分”第（8）方］掺疮面上，上覆盖膏药，每日换药1~2次。

按：本病例溃脓多日，腐肉已生，由于热毒炽盛，既灼伤阴液，又内陷心包，更有气逆、纳废等全身症状，疮面腐烂，焮红疼痛延及两耳，头目面腮均肿，脂水清稀，肉色紫黯，症情甚为重险，若非挽救于垂危，深恐变幻于瞬息，诸医棘手，辗转来治，在治疗过程中，经十数日大剂清热解毒，育阴开窍之品，先是神志苏醒，身汗热退，继则疮口瘀腐渐化，头面肿消，终于脂少脓清，转危为安，疮敛而愈。在治疗过程中方药曾略有增损，现举出的是为第一诊方药，由于药证相符，症情得以大减，故而选以介绍，方用：紫雪丹、朱连翘清心开窍，贝母、杏仁、瓜蒌、知母清肺降逆，鲜生地、京玄参、鲜石斛育阴增液，大青叶、板蓝根、鲜贯仲、生赤芍、丹皮清热凉血，黄连、山栀、知母、生绿豆、甘中黄清热解毒。方大药重，标本兼治，非此何以挽舟楫于狂澜。

病员口渴常饮，用代茶治法，既解口渴，又助治疗，可谓之因势利导。方用生黄芪含有益气托毒双重意义，金银花具有清热解毒作用，一托一清配合应用，相得益彰。

病员热盛便秘，二诊时已有7日未解，方中加用火麻仁9克滑肠通便，盖恐硝、黄等品过于峻急，邪未去，而正已伤，若不效再用之不晚，2剂后大便通畅，胃纳亦增。

外用：银藤散功能祛腐生肌，软坚定痛，疮口腐烂散漫已非一日，当尽可能去脓腐，生新肉，以改善局部症状。

肉色紫黯乃腐烂之兆，俟之自脱，必待时日，故往往借助手术除去，但在除去时必须注意毋伤血管。

外用药除银藤散外，在溃脓肉腐之际，尚有三仙丹、拔毒生肌散两药，功能去腐拔毒生肌，也可外掺疮口。

例六：包某，女。

对口疽瘀腐已净，新肉生迟，肢疲纳少，脉濡，苔白，营卫均衰，宜养营排脓。

生黄芪9克　潞党参9克　白芍术各9克　大熟地15克　全当归6克　细川芎5克　丹皮参各9克　金银花9克　连翘壳6克　天花粉9克　绿豆壳12克　生甘草2.5克

外用药：桃花五宝丹外掺疮口，上盖膏药，1～2日换药一次。

按：本病例开始诊治时，亦是热毒壅盛，具有根坚红肿，发热烦躁等症，中途曾有疮毒内陷，出现危候，经治疗后方始脓出较畅，腐肉渐化，嗣后又有夜寐不安，营卫均衰等，最后终于新肉渐生，疮口渐敛，但由于营卫过于亏损，故仍有新肉生迟，肢疲纳少等症。

脑疽后期，已达恢复阶段，邪毒已净，正气尚虚，当以扶正为主，益气血以生新敛疮。本例在治疗上以十全大补汤加减即是使气血旺盛，促使疮口速敛之意。方中配用川芎、丹参，活血以助气血通畅，金银花、连翘、绿豆壳、生甘草、天花粉等清热解毒托毒排脓之品，是祛邪务净，以免“闭门留寇”之虑。外用：桃花五宝丹，具有生肌长肉收口之功，在敛疮阶段，如遇疮周出现缸口，应将缸口硬边除去，以免迟迟不能愈合。若是新肉生长过旺，突出疮口的肉芽，妨碍收敛，亦须及时除去。

疖

张某，男，50岁，医务工作者。

初诊（1977年5月24日）：多发性疖肿始于两鼻孔，继则延及面部颈项等处，病已一月余，曾用多种药物治疗不愈，要求用中医药治疗。目前颈项后疖肿化脓溃烂，疮口细小，脓流不畅。脉滑，苔淡薄。检查：鼻前庭红肿隆起，人中穴偏右有疖肿。颈后正中部局部红肿。耳、咽（－）。诊断为多发性疖肿、鼻疖。证属热毒内蕴。治以清热解毒。

赤芍9克　粉丹皮9克　蒲公英12克　生甘草2.4克　金银花9克　天花粉9克　土贝母9克　绿豆壳12克

外治：患处以药线引流，疮面掺提脓丹［见“验方部分”第（28）方］，并用棉垫胶布固定。

二诊（5月31日）：鼻口疖肿已退，惟颈后溃疡处脓泄未清，四周根软。脉滑，苔薄净，再予上方加芙蓉花9克，继服5剂。外用药同前。

三诊（6月7日）：颈后溃疡处脓液已少，伤口亦浅，鼻腔有时尚有痛感。乃营分蕴热未清之故。再予清营泄热解毒。

赤芍9克　粉丹皮9克　地骨皮9克　蒲公英12克　金银花12克　甘草3克　芙蓉花9克　黄芩9克　天花粉9克，7剂。

四诊（6月14日）：颈后溃处疮口已愈合，鼻口部尚有热痛，但无肿胀。为防患未然，再予清化以资巩固。

赤芍9克　粉丹皮9克　金银花9克　黄芩9克　蒲公英9克　天花粉9克　甘草3克　绿豆壳12克　7剂。

外用药：青灵软膏敷于患处。

上药服7剂后，多发性疖肿消退，鼻口热痛亦除。

1978年5月5日门诊随访：服中药后情况良好，旧病未见复发。

按：多发性疖肿，好发于头面颈项部，往往此愈彼起，日久不差，较为顽固，本病例症由热毒侵营所致，故始终以清热解毒和营之剂而取效。方中蒲公英、金银花、绿豆壳、生甘草清热解毒，佐以赤芍、丹皮凉血和营。外用药线，并以提脓丹提脓败毒，当溃处愈合后，则改用青灵软膏以消余肿。内服外治合用，使热邪得清，脓毒去净，疖消肿退而愈。

子　痈

张某，男，30岁，警卫员。门诊号：68255。

初诊（1963年7月31日）：四个月前每在阴雨之时则感两侧睾丸隐痛，步履时亦牵引作痛，甚至不能下蹲。曾诊为"睾丸炎"。现阴囊粗大下垂，副睾丸肿胀，行动时则感少腹牵引作痛，腰酸不能久立，头晕，小便色黄，溺时不畅。脉弦，舌边尖红，苔糙腻而厚。证属湿热下注，肝气失疏，气血不和。治宜清热利湿，疏肝理气。

橘叶核各9克　赤白芍各6克　粉丹皮9克　赤茯苓12克　梗通草4.5克　建泽泻9克　桑寄生9克　忍冬藤9克　块滑石9克（包煎）　白蒺藜9克（去刺）　穞豆衣9克　生苡

仁15克　6剂。

二诊（8月7日）：睾丸肿胀渐减，惟站立过久则感阴囊滞胀而下垂，余症同前。此乃湿热内阻之故。上方去穞豆衣、白蒺藜、忍冬藤，加佩兰梗6克，4剂。

三诊（8月10日）：睾丸肿胀渐消，阴囊亦已上缩，小便色清，溺时畅利，惟腰部尚感酸楚，不能多行久立。前方加陈皮4.5克。

服药4剂后，诸症大有改善，惟腰酸未瘥，舌苔厚腻不化，湿热未清。上方去橘叶核，加制苍术4.5克，怀山药9克，川黄柏4.5克，连服12剂而愈。

按：子痈，乃指生于睾丸部的痈。有急性、慢性之分。急性的多由湿热下注，气血凝滞而成。起病急骤，阴囊红肿灼热，睾丸肿硬，疼痛剧烈，伴有畏寒发热。此与急性睾丸炎相近似。治宜清热利湿，疏肝理气。慢性的多由肝肾阴亏，络脉空虚，痰湿凝聚所致。起病缓慢，睾丸部逐渐肿大，可触及硬结，疼痛轻微，阴囊不红不热，迁延日久，才形成脓肿。治宜滋阴除湿，化痰通络。本病例属于急性者，故治用清利湿热为主而取效。患者虽有头晕、腰酸足软之症，但不可误作肾虚治之；因脉弦、舌苔糙腻而厚，小便不畅，乃真实假虚之候，临证时不可被假象所迷惑。

流　注

陈某，女，2岁。

初诊（1962年12月4日）：一个月前初学走路，不慎跌仆，旋即两足不能履地，强之则啼哭。X线摄片未见骨骼损伤。三周来，右足膝部肿胀，边缘不清，委中部皮色微红，四周根坚，且有头形，势将酿脓。脉象滑数，舌苔淡薄。证属瘀血流注。拟和营箍托为法。

紫丹参4.5克　粉丹皮4.5克　京赤芍3克　炙甲片3克　皂角刺4.5克　金银花9克　连翘壳9克　天花粉9克　制乳没各2.5克　芙蓉花4.5克　3剂。

外用：金黄软膏［见“验方部分”第（2）方］与芙蓉软膏等分调匀，敷于患处，每日一换。

二诊（12月7日）：瘀血流注肿胀散漫渐退，四周根坚亦软，头形消失，已有消散之望，惟小便色黄。脉滑，苔腻。仍宗和营清热。

紫丹参4.5克　京赤芍4.5克　炙甲片3克　皂角刺4.5克　忍冬藤9克　制乳没各2.5克　生苡仁9克　赤茯苓9克　生甘草1.5克　芙蓉花4.5克　丝瓜络9克　6剂。

外用药同上。

12月20日随访，患儿已完全恢复正常。

按：流注之患乃气血流行受阻，其毒邪走窜不定，随处可生，由于发病原因的不同，又有湿痰流注、瘀血流注、暑湿流注等的区别，处理时应按致病原因辨别施治。本病例患者起于跌仆，经络损伤，气血凝滞，成为瘀血流注之证，局部肿胀月余，皮色微红，四周根坚而有头形，主以和营、活血、消肿，并结合外敷。内服方中以芙蓉花与皂角刺、炙甲片、制乳没，相伍为用，促使脓未成者消退，已成者早溃，相辅相成，取得较好的疗效。

流　火

褚某，女，41岁，已婚，职员。门诊号：51723。

初诊（1964年6月20日）：两周前发生感冒，继则左足胫下端胀痛，经过治疗，表证虽除，而左足胫红肿热痛未已，不能履地。平素腑气失调，大便闭结，每隔3～5日一行。脉细数，舌苔薄糙根腻。证属湿热下注，浸于营分，郁于胫肤，酿成流火。治拟清热化湿，佐以通腑。

赤白芍各9克　紫丹参4.5克　粉丹皮9克　粉萆薢9克　川黄柏4.5克　生苡仁12克　连皮苓15克　生甘草2.5克　忍冬藤12克　野蔷薇花3克　蒌皮根各9克

二～三诊（6月24日～27日）：前方服4剂后，左足胫肿痛较前轻减，肤色焮红渐转紫褐，但尚不能久立，大便解而不畅。药合病机，再宗原议继治。上方去蔷薇花，蒌皮根改用瓜蒌仁9克，服10剂。

四诊（7月4日）：左足胫肤肿色褐逐日减退，惟久立则感作胀，胃纳不香，大便欠畅。胃肠机能未和。拟予宣化和中。

广藿梗4.5克　佩兰梗4.5克　陈广皮3克　生熟苡仁各9克　土炒白术6克　生蒌皮仁各9克　赤茯苓12克　采芸曲9克（包煎）　服4剂。

五诊（7月8日）：流火红肿全消，足胫作胀亦基本好转，惟纳谷不馨，腑气失调。再予上方去赤苓、藿梗，加桑椹子9克，制首乌12克，服6剂。

一年半后随访，旧病未见复发。

按：流火一症，若无发热或其他兼夹证候，单用金黄散或芙蓉散外敷局部患处，可使炎症消退；如红肿散漫，并伴有并发症者，治宜内外兼施，并用三棱针或粗毫针点刺肿胀周围，出血少许，促使热毒外泄，则能取效。本病例始因感冒外邪，不得外达，与胃肠蕴热相搏，熏灼胫肤而成。曾用西药治疗，表证虽解，但内热未清，足胫红肿胀痛不已，故予以清营化湿之剂，待其热清毒解，湿浊得化之际，主用和中通腑之品，使胃肠调和，腑润热清湿化而愈。在治疗过程中，未用过外敷药，也取得满意的疗效，值得进一步研究。

湿　癣

朱某，女，9岁。

初诊（1963年8月24日）：患孩于1958年夏季遍体散发圈圈细瘰，奇痒难忍，皮破脂溢，至深秋自已。其后，每至夏令季节则必复发。今夏遍体泛发血红色圆形湿癣，瘙痒难忍，搔破皮肤后则脂溢黄水而稠粘，严重影响睡眠，形体日益消瘦。脉细滑，苔薄。证系湿毒夹风浸于营分。治宜利湿清营，佐以祛风。

赤芍4.5克　丹皮4.5克　生地9克　板蓝根9克　地骨皮9克　白鲜皮9克　地肤子4.5克　生米仁12克　连皮苓12克　泽泻9克　防风3克　碧玉散9克（包煎）　4剂。

外用药：青灵软膏、皮脂软膏［见“验方部分”第（53）方］等分，加枯矾适量调匀，涂纱布上。敷于患处。

二诊（8月28日）：遍体湿癣瘙痒略轻，皮破后脂液亦少，上方去泽泻，加金银花9克，生甘草2.5克，外敷同前。

上方连服6剂，诸症基本消失。1964年9月11日随访，湿疹未见复发，皮肤光泽如常。

按：本例为湿毒夹风侵营之候，故除用清营利湿祛风之剂外，并加白鲜皮祛风而解热毒，地骨皮与地肤子合用，以增强清营解毒之功，使郁遏于营分之热毒得以宣散。此三味药对于各种皮肤湿疮疹痒具有较好疗效。同时，在外治药中，参用枯矾，取其收湿止痒，又能使疮面硬结之皮剥脱。但一俟湿去痒止，硬皮脱落，即应停用；且用量不宜过多，于每30克药膏中仅用1.5克左右即可，以免刺激疮面。

天疱疮

李某，女，70岁。门诊号：92325。

初诊（1965年9月8日）：今年5月下旬，初起先感目睑瘙痒，伴有发热畏寒、鼻塞、咳嗽。数天后，右小腿出现如芝麻大或绿豆大的疱疹，继而扩展到整个颜面、口腔粘膜，并向全身躯干、四肢蔓延。7月12日至上海某医院检查，营养一般，神志清楚，皮肤巩膜无黄染，静脉无怒张，颈淋巴结无肿大，四肢活动自如。除第3胸肋至脐腹皮肤未见水疱外，全身其它部位均有分布，尤以腋窝、腹股沟、口腔粘膜、四肢和臀部为多；其大者如铜元，小者如黄豆，形状不规则，疱壁薄而松紧不一，且多处有糜烂面，覆有淡黄色被膜，疱液清，个别呈血性，脱皮结痂。尼氏征阳性。体温37℃；脉搏84次/分。既往史无特殊可究。化验室报告：血红蛋白10克%，红细胞351万/立方毫米，白细胞5400/立方毫米，嗜酸性2%，中性70%，淋巴18%，单核2%；尿液黄色混浊，呈酸性，白细胞（++）。当时诊断为寻常性天疱疮，即给予类固醇素、四环素、链霉素、可的松、呋喃咀叮等，并配用中药施治一月余，疗效不显。就诊时颜面、周身皮肤泛发大小不一的水疱，疱壁松紧不一，皮损水溢，分泌液呈淡黄色，气味恶臭。肌肤焮热疼痛，口腔黏膜亦然，舌边糜碎腐烂，饮食艰难，小便短赤觉热，大便欠畅。脉滑数，舌干焦苔剥，齿黑龈肿。恙已四月有余，心经热蕴，热毒侵营，耗伤阴液，症势颇重，急用清热解毒，益阴生津之剂。

丹皮9克　板蓝根9克　金银花12克　连翘9克　玄参9克　甘中黄4.5克　鲜生地30克　麦冬6克　知母9克　天花粉12克　碧玉散9克（包煎）　绿豆壳12克　4剂。

外用：加味柳花散［见“验方部分”第（74）方］涂口腔粘膜；青灵散用青菜叶打汁调搽肌肤患处，每日3～4次。

二至四诊（9月11日～18日）：用内外兼施法后，口腔粘膜、舌面糜碎腐烂，左臂肌肤及颈项水疱等处均见结痂脱皮。惟腹中觉热，足踝红肿作胀未已，舌体板滞无液。脉滑数，舌质红、光剥。口干欲饮，乃营分热毒未清，阴液已伤。

上方去绿豆壳，加黄芩9克、大青叶15克、鲜茅芦根各60克，12剂。

外用药去加味柳花散。

五～七诊（9月23日～29日）：头面、四肢疱疹已脱皮落屑，周身肌肤焮热疼痛亦差，口舌糜烂渐复正常。再予原方续服14剂。外用药同前。

八诊（10月19日）：全身外疡症状已全部消失，渗出液亦无，足踝肿胀渐消，腹中觉热亦除，二便自调，惟神疲乏力，纳食仍然不佳。高年久病，气阴耗伤，不易骤复。治拟益气育阴、清解余毒，并嘱慎饮食，善摄养，以防复生余波。

南沙参15克　玄参9克　天花粉12克　甘中黄4.5克　生熟苡仁各9克　茯苓9克　土炒於术9克　生黄芪9克　扁豆衣12克　炒谷芽9克　金银花9克　碧玉散9克（包煎）　4剂。

此后每隔3～4日诊治一次，按上方加减连服至

1966年1月5日。病体日复，食欲渐增，惟有时尚感面部微痒，舌质淡红苔薄，脉滑。病势虽退，而正气未充。再予益阴养胃、扶正调理。

南沙参9克　制黄精10克　制玉竹9克　玄参9克　扁豆衣9克　土炒於术4.5克　生甘草2.5克　天花粉9克

上方连服10剂，皮肤完全恢复正常，纳佳神振，停药观察。4个月后随访，愈后一直未复发，并无后遗症。

按：本例主要症状为头面、周身泛发水疱疮疡，大者如铜元，小者如黄豆，皮损脂溢热痛，下肢肿胀等，故诊断为天疱疮。它既不同于浸淫疮，又不同于儿童的天疱疮，更不像丹毒。浸淫疮初起水疱形如粟米，瘙痒脂溢，逐渐蔓延成云片；本病虽有蔓延现象，但初起非为粟米状之疱疹。儿童的天疱疮，具有传染性，无表证，水疱形小，脂液清稀；本病初起有表证，水疱形大，脂液色黄。丹毒，其肤红而似云片，游走不定；本病肤色虽红，而无云片。

《疮疡经验全书》说："此症之发不拘老幼……。初生一泡，渐至遍体，漫烂不休。"本病例由心火脾湿热毒内蕴薰蒸外越郁结而成。因为心为火候，热毒内蕴，营血受煎，不能荣外，故周身肌肤泛发疱疮；阳毒炽盛，耗伤阴液，上则口干、齿黑、舌焦糜烂、下则便闭、溲赤。其症虽发于外，但病源却与内脏失调有关，故处治必须内服外治并重。内服以清营解毒为主，药用鲜生地、丹皮、板蓝根、大青叶、银花、连翘、黄芩、甘中黄等清热凉血解毒，佐以天花粉、玄参、茅芦根等益阳生津，乃《内经》所谓"热淫于内，治以咸寒，佐以甘苦"之意。必须指出者，治疗热毒之症，虽可用寒凉之药，但不可用之太过，中病则止，以免伤胃耗气，对于年老体弱者，尤要注意。外治方面，按疮疡具体情况而施。如口腔粘膜腐烂，用加味柳花散搽之，以清热解毒祛腐止痛；肌肤泛发水疱焮热作痛，用青灵散调入菜汁（青菜叶捣汁）薄涂疱面，以清热消炎退肿而护疮面。经用上法处治后，诸症消失，肌肤光洁，无疤痕遗留。

瓜藤缠

李某，男，36岁，职工。门诊号：62982。

初诊（1963年7月10日）：六个月前，发现两胫部有赤豆大小的肿块4～5个，因胀痛而行走不便。曾诊断为“结节性红斑”。就诊时，患者两目红丝攀睛，且有作胀之感。两足胫跗及足背、足底布有紫褐色之肿块7～8个，如黄豆大小，轻按之头形尖而硬，重按之则感热痛，履地重滞，胀痛兼作，午后足跗肿胀。脉象弦数，舌苔根部浊腻。证属湿热下注，气血凝滞。治拟清热利湿，活血化瘀。

赤白芍各4.5克　桃苡仁各9克　杜红花2.5克　丹皮6克　紫丹参4.5克　黄柏4.5克　制苍术4.5克　忍冬藤12克　碧玉散（包煎）12克　板蓝根9克　丝瓜络9克　3剂。

二诊（7月13日）：足部肿块热痛略减，惟大便稀薄，泛吐酸水。上方加陈皮4.5克，再服5剂。

三诊（7月20日）：两足胫跗红斑肿块尚有续起，且感胀痛。泛吐酸水已减。乃瘀湿不化。仍宗前意出入。

赤白芍各4.5克　桃苡仁各9克　杜红花2.5克　丹皮6克　紫丹参4.5克　黄柏4.5克　川牛膝9克　制苍术4.5克

陈皮4.5克　忍冬藤12克　板蓝根9克　丝瓜络9克　6剂。

四～五诊（7月27日～8月3日）：迭进清营化瘀逐湿之剂，两足胫跗红斑肿块日见轻减，入暮足肿亦退，惟舌苔根腻化而未尽。再予原方继服12剂。

六诊（8月10日）：两足胫跗红斑肿块均已消散，仅留褐色斑痕，按之亦无痛楚，鼻准及两颧焮赤亦渐见轻减。脉象弦数转缓，舌质红，苔根部略腻。症情基本向愈，惟尚须慎劳节欲，以资巩固。

赤白芍各4.5克　丹皮6克　桃苡仁各6克　杜红花2.5克　紫丹参4.5克　忍冬藤6克　丝瓜络6克　板蓝根12克　黄柏4.5克　川牛膝9克　焦白术6克

服5剂后，继以丸药作善后调治。三妙丸60克，日服二次，每次4.5克，用温开水送服。

按：瓜藤缠，为绕足胫而生的一种肿疡。其特征是由上而下，或自下而上，相串而生，形如瓜藤之生长，且为纠缠。与现代医学的结节性红斑相近似。本例乃由湿热下注，凝滞血脉，气血运行不畅，经脉阻滞所致。故用清热除湿之品以治其因，活血化瘀之属为治其果。使之热清湿去，气血流畅，下肢红斑肿块得以消散。说明在治疗时抓住病机，效不更法，善于守方，对于疑难的病症方能取效。

内、妇科医案

寒　战

葛某，男，42岁。

初诊（1961 年 2 月 18 日）：本月初，始觉头晕，精神疲惫，由战栗微寒，肢体欠温，渐进则寒甚而终日恶寒凛冽，虽重衾叠被，犹不觉暖，昼轻夜甚，但不发热。体温低于正常（35℃左右），夜寐不安，时有心悸恍惚。胃纳一般，而食后善饥；大便干结，小便稍黄。脉象弦紧，重按力不足，舌苔两边干白，舌尖红。证属气血不足，营卫失于谐和所致，拟和营益气，阴阳并调为法。

川桂枝4.5克　大白芍9克　生黄芪9克　全当归6克　南北沙参各9克　远志肉3克　紫丹参9克　制首乌9克　制黄精9克　焦於术9克　炙甘草3克　二至丸9克（包煎）　4剂。

二诊（2 月 25 日）：前方服后，恶寒战栗较轻，体温虽稍上升（36℃），但尚未达正常，头痛骨楚亦减。脉象稍缓，重按力尚不足，舌苔由干白转润，中剥，尖红亦淡。惟心神恍惚之感依然，大便仍干结难解。再宗前法更进一筹。

川桂枝4.5克　大白芍9克　生黄芪9克　全当归6克　紫丹参9克　南北沙参各9克　炙甘草3克　远志肉4.5克　制黄精9克　制首乌12克　焦於术6克　柏子仁9克　二至丸9克（包煎）　5剂。

三诊（2 月 30 日）：恶寒战栗已减，体温尚偏低，晨起面目浮肿，精神疲乏。脉象按之较前有力，舌苔由干而转润，中剥边红亦退。惟两足胫部木胀不利。此乃脾乏健运，气血尚亏之证。再与调和营卫，扶正悦脾为法。

生黄芪9克　川桂枝4.5克　汉防己9克　全当归6克　紫丹参9克　鸡血藤9克　焦於术9克　南沙参9克　巴戟

肉6克　淮牛膝9克　制首乌12克　肥玉竹9克　制黄精9克

服上方5剂，体温恢复正常，晨起面浮足胫木胀均差，继服5剂而愈。

按：本证系卫气虚衰，心营不足，气血两亏所致。其寒战之所以昼轻夜甚者，盖日中阳盛故寒战轻，夜半阴盛，故寒战为甚，加之体气虚弱，阴阳不能和谐，故阳阴并调，气血并补，实为治本症之要图。方用桂枝汤合当归补血汤为法。借桂枝之辛温通阳以治卫，芍药之苦酸益阴以治营，二药合用，更有调和营卫之力；加以黄芪益气，当归养血，远志、柏子仁以养心安神，二至丸、玉竹、首乌以益阴，巴戟以温阳，故能使患者营卫协和而诸恙得愈矣。

低　热

陈某，男，6岁。门诊号：69760。

初诊（1963年8月24日）：去年二月初，感冒后低热时起时伏，形体日见消瘦。曾经某医院血检：红细胞沉降率14毫米/小时；白细胞10080/立方毫米。诊为低热待查。用各种方法治疗，未见改善。低热缠绵一年余不愈，口臭，渴不多饮，食欲欠佳，脘腹按之稍硬，倦怠乏力，寐时汗出，或见抽搐，小便频数，忽赤忽清，大便时溏时秘。诊其脉来细弱，舌苔薄，舌下廉泉胖肿，面色晦黄无华，鼻梁山根色青。证属脾虚失运，姑拟健脾和中为法。

白芍4.5克　白薇3克　青蒿4.5克　土炒白术6克　麸炒枳壳4.5克　炒五谷虫4.5克　茯苓9克　怀山药12克　7剂。

二~三诊（8月31日~9月7日）：夜寐颇安，惟低热减而未退，大便干结。原方加盐水炒知母6克，采芸曲9克（包煎），服14剂。

四诊（9月14日）：食欲渐增，二便自调，脾胃有醒转之机，惟余热未清。脉细弱，苔淡薄。再予健脾益气治之。

黄生芪4.5克　孩儿参4.5克　土炒白术6克　怀山药9克　炒五谷虫4.5克　茯苓9克　白芍4.5克　白薇3克　青蒿4.5克　采芸曲9克（包煎）　7剂。

五~六诊（9月21日~28日）：肺卫不和，日来复感秋凉，以致鼻塞，微咳，低热作辍不已，纳食较差，小溲色黄。脉细，苔薄。治当宣肺疏邪，佐以和中。

前胡4.5克　熟牛蒡4.5克　浙贝母9克　桔梗3克　杏苡仁各9克　青蒿4.5克　酒炒黄芩4.5克　茯苓9克　焦白术9克　麸炒枳壳4.5克　采芸曲9克（包煎）

七诊（10月5日）：新邪稍撤，胃纳渐增，惟尚有微咳。乃肺气清肃失司。前方去酒炒黄芩、杏苡仁、麸炒枳壳、青蒿，加南沙参9克，怀山药9克。

八诊（10月12日）：鼻塞咳嗽已愈，低热渐退。脉细弱，苔薄净。此系外邪已解，正气未充。治宜健脾益气。

孩儿参4.5克　土炒白术4.5克　怀山药9克　茯苓9克　熟女贞9克　麸炒枳壳4.5克　炙甘草2.5克　采芸曲9克（包煎）

九~十诊（10月19日~26日）：低热基本消退，神色日见充沛。脉和，舌净。上方加黄芪皮4.5克，红枣5枚。

十一～十二诊（11月9日～23日）：诸症悉除，胃纳亦佳，精神振作，大小便正常，惟活动过度则感疲劳，偶有低热。宜扶养正气，以巩固疗效。

孩儿参4.5克　生黄芪4.5克　土炒白术6克　制首乌9克　制黄精9克　炙甘草2.5克　怀山药9克　熟女贞9克　麸炒枳壳3克　大红枣10枚（打）

按：本例低热始于感冒，发病年余，历经中西医诊治，服药颇多，未见奏效。殊未知病在中焦，脾胃纳运失职，气阴因之亏损，故低热汗出，渴不多饮，倦怠乏力；脾阳不能输布精微，蕴而化热，故舌下廉泉胖肿。脉象细弱，舌苔淡薄，亦为脾胃虚弱之征。故治宜健脾和中，佐以清化。方中孩儿参、黄芪、白术、茯苓、怀山药益气补中，枳壳宽中理气，白芍、青蒿、白薇和阴退热。服药后热略减，夜能安寐，大便干结。于前方加知母、采芸曲和中清热。至五诊时，因感受秋凉新邪，致肺气失宣，症见鼻塞、咳嗽、纳减、小便黄，则治以标本兼顾。嗣后仍宗健脾和中扶正培本，使脾胃健运，正气得复，因而诸症悉除。

久　咳

毛某，女，42岁，干部。门诊号：77626。

初诊（1964年5月2日）：两月前感冒发热，继则咽痒作咳，经治疗后热虽退，而咽痒，咳呛不已，痰稠而粘，咯吐不爽，胸闷气滞。面色皖白、无华。腑气失调，大便燥结，二三日一行。脉滑，苔腻。证系正气不充，邪恋于肺所致。先予宣肺化痰之法。

光杏仁9克　浙贝母9克　白桔梗3克　款冬花9克　马兜铃6克　橘白络各3克　水炙远志3克　炙紫菀3克

瓜蒌皮9克　3剂。

二诊（5月6日）：咽痒咳嗽轻减，痰粘胸闷，呼吸不畅，大便已日行一次。腑气虽通而肺气未宣。再予前方去马兜铃、橘白络，加蜜炙麻黄2.5克，3剂。

三诊（5月9日）：咳嗽气逆均愈，惟素体虚弱，面色㿠白，头晕神疲，夜寐梦扰而不宁。脉细滑，苔腻已化，根部未净。邪去而正未复。治以养心悦脾扶正为法。

孩儿参6克　炒白芍6克　炒当归4.5克　制黄精9克　熟女贞9克　土炒白术6克　生熟苡仁各9克　抱茯神9克　水炙远志3克　7剂。

四诊（5月16日）：昨日冒雨后又感风寒，头晕，胸闷，呼吸不畅，咽痒咳嗽无痰，精神疲乏。脉细滑，苔薄腻，舌边有齿痕。此乃正气未充，复感新邪所致。治当先与疏邪宣肺化痰为法。

蜜炙麻黄3克　牛蒡子4.5克　嫩前胡4.5克　光杏仁9克　浙贝母9克　白桔梗3克　福橘络3克　款冬花9克　炙紫菀3克　3剂。

五诊（5月20日）：进宣肺化痰之剂，呼吸已畅，头晕神疲亦差；惟尚有微咳，胸闷，胃呆纳少，食后腹胀。脉滑，苔薄。治以清肃余邪，宣肺和胃。

蜜炙麻黄2.5克　熟牛蒡4.5克　光杏仁9克　白桔梗3克　款冬花9克　炙紫菀3克　麸炒枳壳4.5克　土炒白术6克　采芸曲（包）9克　4剂。

按：本例病已二月，始因感受外邪，咳嗽咽痒，虽经处治热退，但面色㿠白，精神不振，咳嗽缠绵不已，咯痰不爽，知其正气虚弱，邪恋于肺。故初诊时先予化痰宣肺。二诊咳嗽有所轻减，而仍胸闷呼吸不畅，原方加蜜炙麻黄以润肺开泄冀邪外达。至三诊，肺气得宣，咳嗽随愈，但体弱面色皖白，睡眠不宁，治以心脾并调扶其正元。一周后，又因冒雨感受风寒，咳嗽复作，正未复而邪又感，《内经》所谓“邪之所凑，其气必虚”者是也。仍宗轻宣疏泄之法，使邪去正安，其病渐愈。

咳　血

潘某，男，32岁，工人，已婚。门诊号：3042。

初诊（1965年5月7日）：病发六年有余，始则咳嗽，胸闷，继而咯吐痰血，神疲乏力。曾经某医院胸透显示：右肺纹理增粗，诊断为支气管扩张；用磺胺类、抗生素等药物治疗，未见好转。近二个月来，咳嗽气急，胸闷作痛，痰粘带血，口苦而腻，胃呆纳少，小便短赤，大便解而不畅。面乏华色，舌苔薄腻，脉细软重按带弦。久病正虚脾弱，肺有痰热，清肃失司，阳络受伤。先以涤痰肃肺，清热养阴为治。

川百合9克　光杏仁9克　生苡仁9克　牛蒡子9克　桔梗3克　蜜炙紫菀6克　蒌皮根各9克　南沙参9克　橘白络各3克　海蛤粉9克（包煎）　墨旱莲12克　生地9克　4剂。

二诊（5月11日）：前方服后，咳嗽气急略减，咯痰带血亦少，胸闷觉舒，大便通畅，惟入晚咳甚则胸痛，食欲未增，精神不佳，小便短少。脉象同前，舌苔薄腻略化。前方去生地、瓜蒌皮，加蜜炙款冬花4.5克，采芸曲9克（包煎），3剂。

三~四诊（5月14日~18日）：血止嗽稀，咯痰亦少，食仍不多，脉转细弦，舌苔薄腻已化。此乃痰热渐清，而脾气未复也。前方去百合、橘白，加天麦冬各

6克，土炒於术6克，炒扁豆衣9克　炒谷芽9克，续服7剂。

五诊（6月1日）：曾停药10天，症情基本稳定，食欲转好，精神渐佳；惟右侧胸中刺痛，脉细弦，舌苔淡薄。此系瘀血内留，阻碍肺络。治拟滋养悦脾，化瘀通络。

杏苡仁各9克　蜜炙紫菀6克　橘白络各3克　土炒於术6克　炒扁豆衣9克　天麦冬各6克　桃仁泥9克　熟女贞9克　当归尾3克　杜红花2.5克　续服3剂。

六诊（6月4日）：胸痛减而未除，食量顿增，面色渐转正常。前方再服4剂。

七诊（6月8日）：诸症均减，右胸刺痛基本消失；但腑气不行，大便欠畅。前方去天麦冬、扁豆衣，加蒌皮根各9克，采云曲9克（包煎），丝瓜络9克，服药3剂后，诸恙悉平。五个月后，随访时患者情况良好，无其他不适。

按：本例患者面色无华、胃呆纳少、脉细软等症，是属正虚脾弱；但从咳血、胸痛、溲短、大便欠畅诸症观之，又系肺有痰热。实为肺脾同病，虚实并见之候。初诊、二诊先以清宣痰热为主，以防痰热灼伤肺阴，为急则治标之法；服后血止咳稀，但因脾气未复，胃纳不馨，故主在悦脾扶正，以顾其本；至五诊时，病势渐趋好转，独见右胸刺痛，诊为瘀血阻滞肺络，故佐以归尾、桃仁、红花，均为活血通络之要药。由于久病正虚不宜单独使用，故配以扶正药物相辅而行，盖相辅相成之意耳。

眩　晕（7例）

例一：李某，男，48岁，工人。门诊号：4667。

初诊（1965 年 5 月 7 日）：眩晕已有二年余，时轻时重。近来终日头目眩晕，甚则自觉如坐舟车之中，晨起尤剧；胸闷，口苦而腻，痰稠量多，眠食均差。脉弦滑，舌苔薄腻。朱丹溪说："无痰不作眩，痰因火动。"此证之本在痰，而其标则为风阳上冒。治宜涤痰清热，佐以平肝熄风。予温胆汤加味。

竹茹6克　麸炒枳壳4.5克　制半夏6克　陈皮4.5克　茯苓9克　生甘草3克　白蒺藜9克　天麻2.5克　4剂。

复诊（5 月 11 日）：进上方后，眩晕消失，自觉头脑清朗，粘痰亦少；惟口苦作腻依然，兼见咳嗽。脉弦，舌苔薄腻已化。此证与脾虚生痰有关。盖脾失健运，不能散精，聚为痰浊，蕴久化热扰胆，故口苦作腻；痰浊上输于肺，故令人咳嗽。前方去白蒺藜、天麻，加土炒白术6克，采芸曲9克（包煎），杏苡仁各9克，桔梗3克；继服3剂，诸症渐失。至 1965 年 12 月中旬随访，七个月来未复发。

例二：李某，女性，40 岁。住院号：289074。

初诊（1975 年 12 月 2 日）：十余年前患头晕，症状较轻，一般在二~三天内则可自愈。近二周来，眩晕阵发性发作，发作时侧卧于床笫，则感低音性耳鸣，听力尚佳，伴恶心呕吐，两目怕光，视物旋转；一活动则欲跌倒，但神志清楚。小便觉热。曾用谷维素、晕海宁、维生素 B_6 等治疗，效果不显。1975 年 12 月 2 日入院。检查：病人呈急性病容，神清。两耳内有油性分泌物，耳膜完整略凹。鼻中下甲较大，中下道无脓液。咽部略充血，扁桃体（++），无白膜。未见眼球震颤。血常规正常。诊断为内耳性眩晕症。

近半个月来头晕阵发，觉房屋旋转，头不能转动，且有恶心作吐，右侧颈项牵强，大便四天未行，小便时尿道灼热，带下色黄粘腻。脉缓带滑，舌苔白腻。证属风阳上扰，痰热互阻。治以平肝和胃化痰，清热通腑。

天麻粉 3 克（分二次用蜂蜜调服） 嫩钩藤 12 克（后下） 白蒺藜 9 克 夏枯草 12 克 苦丁茶 9 克 制半夏 9 克 陈胆星 3 克 陈皮 4.5 克 白茯苓 9 克 炒竹茹 9 克 炒枳实 6 克 炒莱菔子 9 克 脾约麻仁丸 12 克（包） 2 剂。

二诊（12 月 4 日）：头晕目眩稍减，两目直视无甚不适，但转动时则感眩晕。大便六日未解，腑气窒塞不行。脉滑，苔薄腻。风阳未平，痰热未清。再予原意出入，上方去陈胆星、制半夏、炒竹茹，加泽泻 9 克。

三诊（12 月 9 日）：前方连服 5 剂后，房屋旋转及恶心已瘥，但不能多转动，两目不能久视。大便已解，小便色黄，尿道热痛感亦减，黄带仍多。脉弱按之力不足，舌苔薄腻。此乃体虚不复，湿热未清，治当标本兼顾。仍予平肝熄风，佐以分利。

天麻粉 3 克（分二次用蜂蜜调服） 白蒺藜 9 克 潼沙苑 9 克 嫩钩藤 12 克（后下） 夏枯草 12 克 赤茯苓 12 克 泽泻 9 克 粉萆薢 9 克 生苡仁 12 克 炙乌贼骨 12 克 陈皮 4.5 克 3 剂。

服药后，症状稳定，1975 年 12 月 13 日出院。12 月 23 日随访：眩晕好转，但因体力薄弱，风阳易动，故头晕尚有余波，如转动时则感晕眩。脉弱，苔薄腻。白带减少。上方去天麻、泽泻，加半夏 9 克，孩儿参 12 克，服 7 剂。

1976 年 1 月 6 日又门诊随访，眩晕明显好转，头位变化已无不适。

1978 年 5 月 5 日门诊随访：二年多来，头晕发作过3次，但症状轻，无旋转恶心呕吐耳鸣等症出现，头颈活动好，尿路感染未发过。

例三：陈某，女性，18岁。住院号：290503。

初诊（1976年2月10日）：患者突然眩晕，伴恶心已五天，不能睁眼视物，不能站立。门诊治疗无效，于1976年2月8日入院。检查：患者神志清楚，头位始终偏于右侧不敢转动，否则即感周围景物旋转。面色较黄，两耳（-）。鼻咽部未见异常。眼球震颤Ⅰ度。血、尿常规检查均正常。拟诊为：内耳性眩晕症。

头晕五天，不能转动，偏右侧睡，动则作恶，欲吐。右目复视，目珠虽清但瞳神较黯淡。脉弦滑，轻按力不足，舌边尖红、苔根腻。大便已四日未解。证属胃肠热积，肝阳上亢。治以平肝潜阳和胃，清热通腑。

生石决明18克（先煎） 珍珠母30克（先煎） 生白芍9克 白蒺藜9克 潼沙苑9克 决明子12克 青葙子9克 夏枯草12克 苦丁茶9克 火麻仁12克（打） 郁李仁9克（打） 炒竹茹9克 3剂。

二诊（1976年2月12日）：头晕恶心，右目复视渐见轻减，但走动时尚感头晕目眩。脉弦滑，舌尖红，苔滑腻。眼球震颤Ⅰ度。大便已解。上方去竹茹，加穞豆壳9克，继服5剂。

三诊（1976年2月17日）：头目已能转动，右目复视基本消失。脉滑按之已有力，舌苔薄滑，舌尖红亦退。再予平肝，佐以扶正。

珍珠母30克（先煎） 白蒺藜9克 生白芍9克 潼沙苑9克 决明子9克 夏枯草12克 苦丁茶9克 党参9克 白茯苓9克 嫩钩藤9克（后下） 5剂。

四诊（1976年2月21日）：前日已起床活动，眼球震颤消失。眩晕已平，大便已恢复正常，惟神疲乏力，体力未复，食后胃中不适，并有恶心感。脉细滑，苔薄滑。再予益气健脾，平肝和胃，出院调理。

党参9克　白蒺藜9克　生白芍9克　潼沙苑9克　白茯苓9克　焦白术9克　陈皮4.5克　嫩钩藤9克（后下）　7剂。

例四：罗某，男，29岁。住院号：290743。

患者眩晕反复发作已三个多月。因眩晕一天而于1976年2月17日入院。发作时则感物体旋转，两眼不能睁，伴恶心呕吐，体位变动时眩晕症状加重。检查：两耳膜完整，鼻中下甲不大，中下道未见脓液。咽部无异常。未见眼球震颤。血尿常规正常。神经系统检查（-）。诊为内耳性眩晕症。

初诊（1976年2月17日）：近来眩晕突然发作，不能转动，动则欲吐，痰涎上泛，两目闭合，不能张视。脉滑，苔薄。证属肝阳上亢，痰浊内阻，胃失和降。治以平肝化痰，和胃降逆。

天麻粉3克（用蜂蜜调服）　嫩钩藤12克（后下）　白蒺藜9克　白芍9克　制半夏9克　陈皮4.5克　白茯苓9克　陈胆星3克　旋覆梗9克　姜汁炒竹茹9克　左金丸2.4克（分二次吞）　3剂。

二诊（1976年2月20日）：眩晕轻减，尚不能多动，呕吐痰涎已瘥，两目能睁，但不能久视，睡中头汗出。脉滑，苔薄净。再予平肝化痰，前法出入。

天麻粉3克（用蜂蜜调服）　嫩钩藤12克（后下）　白蒺藜9克　白芍9克　白茯苓9克　陈皮4.5克　炒甘菊9克　淮小麦12克　炒竹茹9克　潼沙苑9克　5剂。

三诊（2月24日）：眩晕续减，两目不能久视，睡中头汗已少，小便时尿道刺痛，尿色黄。脉滑，苔薄舌质红。再予平肝泄热。

嫩钩藤12克（后下） 白蒺藜9克 白芍9克 甘菊花9克 穞豆壳12克 泽泻9克 赤茯苓12克 决明子12克 潼沙苑9克 黄芩9克 5剂。

四诊（1976年2月26日）：眩晕日趋痊愈，惟两目视物尚感花糊，小便时尿道刺痛已减，尿色仍黄，再予平肝渗湿调治之，上方加生苡仁12克。

服上药2剂后，眩晕消失，余症亦随之轻减，于1976年2月28日出院。出院后继续服用上方3剂。

1976年3月30日门诊随访已愈。

1978年5月2日门诊随访，二年来眩晕未再发作，但每逢阴天稍感头晕，而无房转感。

例五：周某，女，49岁。住院号：293641。

初诊（1976年7月8日）：患者眩晕，呕吐，耳鸣反复发作已有半年。1975年12月7日，始因心情不舒而引起发病，一周后症状自行缓解。嗣后，眩晕病反复发作，而每次发作间隔时间逐渐缩短（由二个月一次缩短到四天发作一次）。发作时周围物体旋转，伴恶心，呕吐、左耳鸣，听力下降，不敢睁眼视物，甚至不能起床。于1976年6月21日前庭功能检查：左耳功能消失，右耳略减弱。内听道拍片：未见异常。电测听检查：左神经性耳聋，右混合性耳聋。经门诊治疗无效而于同年7月8日入院。检查：神清，喜闭目，步态慢，尚稳。血压170/110毫米汞柱。心肺（－）。耳膜完整。鼻、咽（－）。眼球震颤Ⅰ度。血、尿常规正常。拟诊为：内耳性眩晕症。

素有眩晕病史，近日又有发作，头晕不能转动，兼有作恶，左眼球作胀，且有震颤感。脉弦滑，苔薄腻。证属肝阳上亢，胃气不和，治以平肝熄风，化痰和中。

生白芍9克　白蒺藜9克　嫩钩藤12克（后下）　穞豆壳9克　夏枯草12克　制半夏9克　陈皮4.5克　白茯苓9克　青葙子9克　决明子9克　粉丹皮9克　4剂。

二诊（7月15日）：头晕目眩已减，眼球震颤消失，惟仍有耳鸣，微有呕恶感，左目珠尚有胀感。脉滑，苔腻。再予平肝和中。

生白芍9克　白蒺藜9克　夏枯草9克　制半夏9克　陈皮4.5克　白茯苓9克　青葙子9克　决明子9克　穞豆壳9克　枸杞子9克

三诊（7月29日）：耳鸣轻减，恶心呕吐已止，惟眩晕时起时伏，但较过去大有轻减；脉滑，苔薄腻。再予平肝扶正。

生白芍9克　白蒺藜9克　潼沙苑9克　枸杞子9克　穞豆壳9克　青葙子9克　嫩钩藤12克（后下）　制半夏9克　陈皮4.5克　白茯苓9克　炒党参9克　7剂。

1978年5月20日随访：近二年来眩晕间有发作，但症状较前明显减轻，同时发作次数亦大大减少。

例六：奚某，男性，51岁。住院号：286553。

初诊（1976年11月16日）：近一个半月来眩晕发作3次，这次眩晕发作已有五天，视物旋转，无恶心。左耳鸣持续2个小时左右，听力稍有下降。1976年11月13日由外院转入我院病房诊治。检查：神清，发育佳。未见眼球震颤。心肺（－）。血压128/80毫米汞柱。两耳、鼻、咽均无异常发现。神经系统检查（－）。诊为内耳性眩晕症。

患者耳鸣、眩晕，双目畏光。脉细弱，苔淡薄。气血不足，虚阳上扰，治以益气养血平肝。

党参9克　白芍9克　当归9克　白蒺藜9克　潼沙苑9克　嫩钩藤12克（后下）　穞豆壳9克　甘杞子9克　甘菊花9克　石菖蒲3克　4剂。

二诊（11月23日）：眩晕好转，双目已不畏光。脉细，苔薄，再予上方加远志肉4.5克，服7剂。

三诊（11月30日）：眩晕已瘥，惟尚有耳鸣。脉细，苔薄净。上方续服5剂。

药后，病情稳定，于1976年12月7日出院。

1978年5月2日门诊随访，在1977年3月2日乏力后头晕一次，但无房转感，嗣后眩晕未发作过，但仍有耳鸣，以左耳为明显。一年半来照常工作，情况良好。

例七：许某，女，30岁，干部。门诊号：31299。

初诊（1962年9月7日）：1958年患眩晕症。其后，发作次数渐频，与月经来潮或思虑过多有关，经某医院检查，诊为内耳性眩晕。最近眩晕更甚，不能乘坐电车和观看电影，两目不敢展视，左耳常如蝉鸣，记忆力减退，思维迟钝，情绪易于激动，夜不安寐。脉象左弦细，右缓弱，尺部力不足。胁肋左侧隐痛，气滞不舒，神疲，腰酸。证由肾水不足，不能涵养肝木，以致虚阳上越而成。姑拟益阴平肝潜阳为法。

生白芍9克　沙苑子9克　明天麻3克　穞豆壳6克　甘杞子4.5克　山萸肉4.5克　制首乌9克　川断肉9克　制狗脊9克　补骨脂（盐水炒）9克　熟女贞9克　广郁金4.5克

服5剂后，症情如故。再服7剂。

三诊（9月21日）：头晕耳鸣已减，饮食渐增，睡眠亦酣；惟右胁尚有气滞掣痛之感。脉两手趋于平衡，惟仍略带弦意，舌苔薄净。症情已有转机，再拟柔肝益肾为主。

生白芍4.5克　沙苑子9克　甘杞子4.5克　穞豆壳6克　制首乌9克　制狗脊9克　补骨脂（盐水炒）9克　茯苓神各9克　广郁金4.5克　焦於术9克　采芸曲（包）9克

服5剂后，症情又见轻减。嘱继服10剂。

五诊（10月5日）：此次月经来潮五日，一无痛楚，饮食亦香，睡眠得酣，胸胁气滞掣痛已减。脉转和缓，舌苔薄净。头昏减而未除，或有跳痛，精神尚感疲惫。乃本元不足，气血两亏。再以肝肾并调。

生白芍4.5克　紫丹参9克　孩儿参9克　焦白术9克　潼沙苑9克　穞豆壳9克　制首乌9克　制狗脊9克　川续断9克　制香附4.5克　采芸曲9克（包）　5剂。

六诊（10月16日）：素亏之体，易感疲乏，右胁肋气机不利，有时略有隐痛不舒，别无所苦。脉象、舌苔亦趋正常。为巩固计，以散剂调理。

移山参24克　甘杞子（焙燥）24克　生野於术18克上药共研细末，日服3次，每次3克，用开水送下。

按："眩"、"晕"为两个症状，眩为目黑，晕为视物旋转，两者常同时并见，故合称为"眩晕"。本病与现代医学所称的耳源性眩晕相近似。其发病原因，有风、火、痰、虚之别。《内经》说："诸风掉眩，皆属于肝"，"髓海不足，则脑转耳鸣"。古人论眩，仲景责于痰饮，丹溪宗河间之说认为"无痰不眩，无火不晕"。然考诸家之说，不外虚实两途。证急者多实，证缓者多虚。此为辨证之一大要旨。

以上七例眩晕，可分为虚实两类。实者如例一、

二、三、四、五，由风阳夹痰热上扰清空为患，治宗叶天士“涤痰须健中，熄风可缓晕”之说，方取天麻钩藤饮与温胆汤加减，药用天麻、钩藤、白蒺藜、石决明等平肝熄风，姜竹茹、炒枳壳、陈皮、姜半夏、炒白术涤痰和胃。若有瞳神暗淡、目珠作胀（眼球震颤）者，加青葙子、决明子、潼沙苑、白蒺藜等；兼有胃肠积热者，加入火麻仁、郁李仁或脾约麻仁丸清热润肠通腑；火旺者，加入夏枯草、苦丁茶平肝清降；胁痛气滞者，佐以制香附、郁金等疏肝理气；肝胃不和吐剧者加左金丸和中止吐。此为治疗实证之一般常法。在治疗此类眩晕时，如遇脾胃薄弱者，虽有肝阳上亢之见症，但重镇介类平肝潜阳之品不宜多用久用，以免损伤脾胃。虚者又分肝肾不足和气虚两种。前者如例七，治宜平补肝肾法，常用制首乌、白芍、穞豆壳、潼沙苑、山萸肉、甘杞子、女贞子等药为主；后者如例六，治主益气养血，如党参、白芍、甘杞子、当归等。用药虽平淡轻灵能分清虚实，抓住机，标本兼顾，故能获效。

类中风

徐某，女，68岁，家庭妇女。

初诊（1962年11月25日）：向有高血压病史。去年春季曾昏厥一次，遂左侧手足不利，经针药治疗而愈。昨天又突然昏倒，不省人事。刻诊人事稍苏，言语謇涩不利，胸闷，口角流涎，手足微微掣动，以手按左侧面颊及头部，似有疼痛或麻木之感。面色潮红，舌质红，苔干黄，脉弦滑而促。乃痰热内蕴，阻于手足厥阴心肝两经，而成类中风之证。症情重笃，防其变端，急投平肝熄风，清化痰热之剂。

明天麻3克　炙僵蚕9克　白蒺藜9克（去刺）　石决明30克（先煎）　珍珠母30克（先煎）　生白芍9克　钩藤9克（后下）　广郁金4.5克　蝎尾2.5克　九节菖蒲3克　丹皮9克　天竺黄4.5克

二诊（11月26日）：药后，神志尚未清晰，原方加牛黄清心丸1粒，化服。

三诊（11月27日）：服药后，咯吐粘痰甚多，神志转清，知饥饿，略能言语而口齿不清，左侧额部疼痛。脉来不静而带促，舌质红而不干。大便3日未解。前方加蒌皮仁各9克，继服2剂。

四诊（11月29日）：大便已通，手足掣动已定，语言亦清；惟仍感头目昏花，肘肩酸麻，左面颊肌肤不仁，胸闷，心慌，小溲灼热。脉象较为平静。肝风平熄，而痰热未清。再予原意增损。上方去蝎尾，加决明子12克，丝瓜络9克。

连服7剂后，症状日见轻减，眠食均复正常。患者欲回家乡休养，遂嘱其慎起居、调饮食、节喜怒，以巩固疗效。

按：中风一证，有真中、类中之分，而类中之证，历代医家虽有火亢、痰湿、气虚之说，但临床上主要分虚实两途。如面色红，舌质红，苔干黄，脉弦滑而有力者，为实；面色白而无华，舌质正常或较淡，苔浊腻，脉弦而重按无力或带细涩者，为虚。实者大多由肝阳上亢，痰热壅盛所致；虚者则由肝肾不足，兼夹痰湿而成。实者来势虽凶，若病者体质尚好，处理得当，犹可挽回；而虚者往往卒倒之后，撒手遗尿，难以复生。实者治以平肝风、清痰热为主；虚者治宜先予益气和血，继用补益肝肾。在昏迷不醒之时，实热者用牛黄清心丸以清心开窍，闭者则用苏合香丸以芳香启闭。就本例而言，属于类中风实证，故初诊时重用石决明、珍珠母平肝镇逆；天竺黄、广郁金、菖蒲化痰热、开清窍；天麻、钩藤、僵蚕、蝎尾、白蒺藜熄风解痉；白芍、丹皮益阴凉血。其后，按此方随证加减，连服10余剂而取效。对于中风手足蠕动之症，轻者可用僵蚕，重者用蝎尾，每有一定疗效。

胸　痹

张某，男，55岁，干部。

初诊（1972年3月16日）：有心绞痛及高血压史。迩来时感胸部闷塞绞痛，两目模糊，胃呆纳少。脉弦，舌黄浊腻。先予柔肝养心，活血通络为法。

全瓜蒌18克　薤白头9克　白芍9克　紫丹参9克　当归9克　桃仁9克　远志肉9克　木瓜9克　络石藤9克　茯苓神各9克　潼沙苑9克　珠儿参12克　广郁金9克　延胡索4.5克　熟女贞9克　炙甘草3克　五味子2.5克　炒枳壳4.5克

二诊（10月18日）：上方共服100余剂后，胃纳渐增，食亦知味，胸闷塞已差，目模糊稍清。诊脉较前和缓，重按尚有弦意。舌苔浊腻已化，中黄舌尖边绛红。再从原意出入。

白芍9克　潼沙苑9克　白蒺藜9克　穞豆壳9克　远志肉6克　茯苓神各9克　珠儿参9克　墨旱莲9克　熟女贞9克　天麦冬各9克　紫丹参9克　五味子2.5克　炙甘草3克　焦白术9克　制黄精9克　广郁金9克　炒枳壳4.5克

三诊（10月21日）：服3剂后，血压渐趋稳定，胸膺闷塞已舒，目糊转清。惟饭后尚感心区轻微绞痛。脉弦滑转缓，舌质淡，边有齿痕，苔薄腻。体征虽有改善，心气仍有不畅。再予前方出入治之。

白芍9克　潼沙苑9克　全瓜蒌18克（切）　薤白头9克　紫丹参9克　当归9克　木瓜9克　络石藤9克　珠儿参12克　延胡索4.5克　茯苓神各9克　广郁金9克　远志肉4.5克　制首乌9克　佛手片3克　炙甘草3克

上方10剂为1疗程，停药5天再服，依此连服3～4个疗程后，改用膏方：

黄芪45克　党参60克　珠儿参60克　白芍60克　潼沙苑30克　甘杞子30克　紫丹参45克　当归45克　熟地黄90克　天麦冬各45克　熟女贞60克　炒枳壳30克　木瓜45克　络石藤45克　九节菖蒲15克　红花15克　陈皮30克　焦楂肉45克　红枣150克　龟甲胶90克　陈阿胶90克（同龟甲胶炖烊，收膏时和入）　冰糖160克（收膏时加入）

将上药先用清水浸渍一宵，水煎3次，过滤去渣存汁，慢火浓缩，徐徐收膏，俟膏将成时，再加入龟板胶、阿胶和冰糖等，搅匀，以滴水成珠为度。每日早晚各取1匙，开水调服。如遇感冒、胃呆等暂停服用。

1974年患者来信称，服药二年来，身体日臻健康，每天步行2公里，已无不适。

按："胸痹者，脉不通"。而就临床所见，本病多见本虚而标实，故《金匮要略》说："阳微阴弦，即胸痹而痛，所以然者，责其极虚也。今阳虚知在上焦，所以胸痹、心痛者，以其阴弦故也。"阳微乃阳虚之谓，阴弦乃阴盛之意。因此阳虚，则阴乘阳位而成胸痹。据此治当扶正祛邪。但在临床上尚须权衡病之轻重缓急，治疗或先祛邪，或先扶正，或补中寓通，或通中寓补。本例胸痹之证治，可见一斑。张老认为，治疗胸痹一证，就是临床症状消失，心电图提示有所改善，也应当坚持服用膏方一段时间，方能巩固。此系屡试有效的方法。每见一些患者，因怕麻烦，不能坚持复查及服药，虽能取效一时，每因劳累复发，徒增痛苦，诚可叹惜。

水　肿（2例）

例一：张某，男。

初诊（1962年3月2日）：面浮起于晨，足肿发于暮，夜间寒热兼作。脉象浮滑，舌苔薄腻。证由风湿之邪，浸渍肤表，遂成水肿。治拟疏风化湿。

荆芥穗4.5克　青防风6克　紫苏梗9克　汉防己9克　陈木瓜（酒炒）9克　青陈皮各4.5克　炒枳壳4.5克　连皮苓12克　生熟苡仁各9克　冬瓜皮9克　炒桑枝9克

二诊（3月9日）：面浮足肿渐退，寒热亦减，惟胸闷不舒，此乃风湿之邪退而未尽之故。仍宗前方加减。

青防风4.5克　紫苏梗6克　汉防己9克　陈木瓜（酒炒）9克　青陈皮各4.5克　炒枳壳4.5克　连皮苓12克　生熟苡仁各9克　冬瓜皮9克　焦白术9克　春砂壳4.5克

三诊（3月16日）：寒热已撤，面浮亦差，足肿减而未消。苔腻已化。治以运脾化湿而为善后。

汉防己9克　细青皮4.5克　大腹皮9克　陈广皮4.5克　连皮苓12克　冬瓜皮9克　春砂壳4.5克　生熟苡仁各9克　焦白术9克　炒谷麦芽各9克

例二：陈某，男，成年。

初诊（1964年5月3日）：面目俱浮，两足跗肿，朝轻暮重，胃呆纳谷减少。脉象细滑，舌苔根腻。乃脾虚运化乏权，湿困而成水肿。拟用参苓白术散加减。

潞党参9克　茯苓神各9克　陈广皮4.5克　土炒白术6克　怀山药12克　熟苡仁9克　汉防己6克　冬瓜皮9克　炒谷芽9克　陈葫芦壳9克

二诊（5月10日）：面浮跗肿渐退，纳谷稍增，肢酸乏力，夜间尿多。为脾阳未振，气不化水。再予前方出入治之。

潞党参6克　茯苓9克　土炒白术6克　怀山药12克　熟苡仁9克　陈广皮4.5克　汉防己6克　冬瓜皮9克　生黄芪9克　春砂仁2.5克（后下）　陈葫芦壳9克

三诊（5月17日）：迭进悦脾益气利湿之剂后，诸恙渐减；惟水肿退而未尽。仍守原意更进一筹。

潞党参9克　生黄芪9克　焦白术9克　怀山药12克　炒扁豆9克　陈广皮4.5克　汉防己9克　左秦艽9克　春砂仁2.5克（后下）　陈葫芦壳12克

按：水肿，古代简称“水”，亦称“水气”，或称“水病”。是指体内水湿停留，面目、四肢、胸腹甚至全身浮肿而言。例一张案为风湿之邪浸渍肌肤，故症见面浮足肿，寒热兼作，脉浮滑，苔薄腻。例二陈案为脾虚失运，不能制水，故症见面目俱浮，跗肿，纳呆，脉细滑，苔根腻。两者病因不一，故临床见症有异，治法均各不同。如张案用疏风化湿为治，陈案则以健脾益气制水为法，此即同病异治也。

腹　泻

王某，男性，56岁。编号101。

初诊（1974年1月29日）：患过敏性结肠炎已有十年，经中西药治疗未见效果。近来大便稀溏，每天2～3次，甚则10多次，纳谷欠佳，胃嘈。平时鼻窍呼吸不畅，流脓涕，耳鸣，两目视物模糊。脉细，苔薄。有慢性鼻炎及中耳炎病史。是乃脾胃薄弱，肝脾失调，而成腹泻。拟用悦脾扶正，佐以柔肝。

炒党参9克　焦白术9克　白芍9克　茯苓12克　怀山药12克　元米炒麦冬9克　制玉竹9克　白桔梗4.5克　炙甘草3克　焦建曲（包煎）9克　白蒺藜9克　甘杞子9克　7剂。

药后尚能适应，大便稀溏略有改善；惟余症同前。上方继服30余剂。

六诊（3月4日）：大便稀溏转干，矢气较多，胃纳渐转香吉，嘈杂已减。脉细带滑，苔淡薄。再宗原意继治。

炒党参9克　焦白术9克　白芍9克　白茯苓12克　怀山药12克　制玉竹9克　桔梗6克　陈皮4.5克　白蒺藜9克　甘杞子9克　炙甘草3克　7剂。

七诊（3月11日）：大便稀溏已差，每日排便一次。脉细缓，苔薄腻。再予上方加盐水炒补骨脂9克，连服7剂。

其后根据病症情况，上方略作加减，服药7剂，大便恢复正常。

1978年5月9日门诊随访：近二年来过敏性结肠炎未见复发，大便正常，然慢性鼻炎如故。

按：泄泻一证，《素问》虽有飧泄、濡泄、注泄、鹜泄和洞泄之名，而略于辨证。经清代林珮琴参合脉证，其理始明。其谓："一曰飧泄，完谷不化，脉弦肠鸣，湿兼风也；二曰溏泄，肠垢污积，脉数溺涩，湿兼热也；三曰鹜泄，大便澄清如鸭屎，脉迟溺白，湿兼寒也；四曰濡泄，身重肠鸣，所下多水，脉缓，腹不痛，湿自甚也；五曰滑泄，洞下不禁，脉微气脱，湿兼虚也。”五泄之外，林氏又有食泄、伤酒泄、暑泄、伏暑久泄、肾泄、脾肾泄之分。然，泄泻之大要，不过初伤在胃，久伤在脾而已。其治疗大法，李士材有淡渗、升提、清凉、疏利、甘缓、酸收、燥脾、温肾、固涩九法。但须仔细辨认，方能药证相符。如本例久泻伤脾，脾伤累及肝肾。病延十载，大便稀溏，纳谷欠佳。脉细，苔薄。耳鸣，两目视物模糊，显有可证。经用悦脾佐以补益肝肾之法，以炒党参、焦白术、茯苓、怀山药、焦建曲、白芍、盐水炒补骨脂等治之，大便稀溏转干。调治8次，服药近60剂，大便恢复正常。

血 淋

沈某，男，34岁，工人，已婚。门诊号：2282。

初诊（1965年10月19日）：三年前，突感尿道刺痛难忍，小便色红，曾经服药治疗，时发时愈。近二周来，每在排尿时，茎中灼热刺痛，小便微红浑浊，间夹血块累累，四肢酸楚，饮食一般。脉弦滑，舌苔黄腻根浊。尿液检验：蛋白少许，红细胞（＋＋＋＋）。证属湿热蕴郁膀胱，水道瘀塞不通。非摄血滋腻之品所宜。拟清热化湿，化瘀通淋。

粉萆薢9克　萹蓄草9克　瞿麦9克　通草6克　车前子9克　飞滑石15克　赤茯苓15克　黄柏（盐水炒）9克　石韦9克　甘草梢3克

二诊（10月22日）：服前方3剂后，纳谷较前略增，溺时茎中热痛轻减，惟尿中尚有血丝。脉弦滑，舌苔黄腻略化。药既应病，前法踵进。原方加生蒲黄4.5克（包煎），4剂。

三诊（10 月 26 日）：茎中热痛十减七八，尿液浑浊不清或偶有血丝。脉滑，舌苔黄腻虽化而尖红。纯用苦寒渗利之剂，有耗伤阴液之虑，故前方加甘寒坚阴之生地9克，服3剂。

四诊（10 月 29 日）：近三天来，溺时尿道不痛，尿血亦无，惟茎中尚感作胀不适，尿色未清。脉滑，舌苔根浊依然。湿热虽随小便外泄而尚未尽除。前方去生蒲黄，加焦山栀9克，生熟苡仁各9克，3剂。

五诊（11 月 9 日）：日来血淋复作，又感茎中隐约作痛，尿中见有紫色血块。脉缓，舌苔腻。中焦湿遏热伏，下迫膀胱而动血，前法增损续进。

萹蓄草9克　瞿麦9克　赤茯苓12克　生蒲黄4.5克（包煎）　飞滑石15克　泽泻9克　车前子9克　焦山栀9克　石韦9克　细生地9克　甘草梢3克，3剂。

六诊（11 月 19 日）：停药七天，症情尚属稳定，小便由红转浑浊，但尿道尚感不适。脉苔同前。阴络之血虽止，而湿热未尽。前法既效，毋庸易辙。原方加粉萆薢9克，继服3剂。

七诊（12 月 26 日）：尿血已止两旬，未见复发，溺时尿道亦无痛感，小便清长。尿检：蛋白（－），红细胞（－），拟丸剂调理。同时嘱其节饮食，慎起居，以资巩固。

归芍地黄丸60克，每日2次，每次4.5克，用温开水送服。

按：朱丹溪说："淋症所感不一，或由房劳，阴虚火动也；或由忿怒，气动火生也；或由醇酒厚味，酿成湿热也。积热既久，热结下焦，所以淋沥作痛。"以上三因，均能形成淋证。本例患者，为湿热搏结于营血，下迫膀胱，则小便出血而茎中热痛，乃血淋之证。治疗采用八正散去大黄，加赤苓、生蒲黄。乃宗缪仲淳治血“宜行不宜止”之意。连续六诊，皆以此方增删。至七诊，改用归芍地黄丸以巩固疗效。方中萆薢一味，一般用于湿热羁留，隧道失于通利，或湿热下迫膀胱引起小便浑浊不清之症，取其通利淡渗分清去浊之功，每有良效。

尿血

栾某，男，50岁，干部。门诊号：90948。

初诊（1965年7月30日）：素有胃下垂及胃出血病史。近二个多月来，小便量多，呈鲜红或玫瑰色，且有浑浊沉淀。食欲减少，胃脘觉冷，用热水袋外熨则舒。有时肋下掣痛牵引腰部，抑或气滞不适。大便正常。脉左弦右细弦、两尺乏力，舌质淡边红，舌苔中腻根垢带糙，形瘦面苍，神疲乏力。久病之质，本元亏损，脾阳虚弱，兼有湿热，致清浊不分，而成尿血。先拟益气悦脾，佐以分清化浊。

炒党参9克　土炒於术6克　炙黄芪9克　怀山药12克　炒白芍4.5克　扁豆衣9克　白茯苓9克　建泽泻9克　陈广皮4.5克　生熟苡仁各9克　采芸曲9克（包煎）　萆薢分清丸9克（包煎）　4剂。

二诊（8月3日）：药后尚能适应病机，尿血渐见减少，左肋下隐痛略减，原方继服6剂。

三诊（8月11日）：尿血止而复来，色淡红，脘腹觉冷，左肋下及腰部酸痛依然。脉细弱重按弦劲，舌苔中腻未化。乃脾肾阳气未复，药力一时难逮。治宗原法踵进。上方加菟丝子9克（盐水炒），14剂。

四诊（8月25日）：腰部冷痛已减，胃纳稍增，午前尿色较淡而清，午后尿色红而浑，胃脘冷感如故。脉来较前有神，舌苔中腻。再予上方去菟丝子、采芸曲，加炒丹皮4.5克，霞天曲9克（包煎），7剂。

五诊（9月1日）：迭进益气和中分清之剂。中州脾气虽有转机，而阴霾之气未退，至夜半或黎明时则感脘腹欠温，随之小便出血较多，且有浑浊沉淀。脉细弦，舌苔薄腻。再循前法增损。

潞党参9克　炙黄芪9克　土炒於术6克　白茯苓9克　软柴胡3克　生白芍4.5克与淡吴萸1.5克同炒　建泽泻9克　扁豆衣12克　陈广皮4.5克　生熟苡仁各9克　炒丹皮4.5克　怀山药12克　霞天曲9克（包煎）　萆薢分清丸9克（包煎）　6剂。

此方服1剂后，自觉胃脘有灼热感，小便出血增多，即减去吴茱萸，续服5剂，脘部无不适，纳食馨香，尿血亦少。脉转细缓，舌苔薄腻渐化。

六至七诊（9月15～29日）：两周来尿血已止，小便呈澄黄色，饮食渐增，惟腰间尚有冷感。脉细缓，舌苔淡薄。脾阳虽转，而肾气未充。上方去萆薢分清丸，加补骨脂6克（盐水炒），14剂。

八诊（10月6日）：一月多来，尿血止后未复发，精力日渐充沛，面色转润，予前方去柴胡、补骨脂，加黄精9克，甘杞子4.5克，30剂。

九诊（11月11日）：嗣后体质渐复，症情亦趋稳定。拟益气扶正培本而为长期调理。

生黄芪9克　孩儿参6克　焦於术6克　怀山药9克　制黄精9克　元米炒麦冬6克　熟女贞9克　生白芍4.5克　炙甘草2.5克　大红枣5枚

按：尿血一证，一般认为实热者较多，虚寒者较少。热证多由心火下移小肠而成。其发病较快，常伴有口干而臭、目赤、心慌、脉细数、舌尖红绛等症。寒证多因脾胃虚寒统血无权之故，诚如《内经》所说："中气不足，溲便为之变"。其来势较缓，且有脘冷不适、食后腹胀、神疲肢怠等症。本例脉证相参，显系脾肾阳虚而起。脾虚生湿，下元不足，则血从下渗。脾肾虚是其本，而湿阻为其标。故治疗注重益气培本，即所谓"欲养其血，必先调气"之义，并佐以淡渗分清。三诊尿血未止，其因正如方案中所说："脾肾阳气未复，药力一时难逮"。故处治仍守原法，加菟丝子以温肾扶正，药后腰部冷痛轻减，晨起尿色亦淡，惟脘冷如故，再依是方将采芸曲易霞天曲养胃健脾，安中益气，使脾胃健运有权，下溢之血自能归经。至五诊时，症情虽有转机，惟阴寒之气未退，又见小便出血。于是加用淡吴萸辛温调中，服药1剂后，尿血增多，即将此药除去仍依原方续服5剂，则尿血减少。可知，脾虽喜温，但对于脾胃虚寒，湿郁不化而致尿血者，不可与辛散温中之品，即使吴萸以白芍同炒，仍不能监制其辛燥之性，且有引血下行之虞，只宜用甘温调气摄血之药。尿血止后，终以补养脾胃为培本之图，冀固根蒂。

小便失禁

方某，女，15岁。

初诊（1964年5月2日）：自述近二年来患小便失禁症。每在练功习武时小便溢出，难以控制。曾经数医诊治，服药至多。检其方：有益肾固涩者，如茯菟丹或砂仁、龙骨、牡蛎、潼沙苑之类；亦有投甘寒滋养者，如六味地黄之属；更有用补益升气者，如升麻、黄芪、龙眼肉之品。但服后均未获显效。观其面色红润，形丰神奕，舌苔淡，舌尖红而起刺点；两手寸口脉和缓。询其所苦，云除小便失禁外，平素每易面热火升，月经逾期，经色淡而不鲜。证属心脑失养，阴亏火旺。治宜清营养心补脑，药用丹皮、生地、炒归身、益智仁、补骨脂、乌药、柏子霜、甘杞子、天门冬、制首乌、玉竹，每日1剂，日煎服2次。

上方连续服用，服至1月余，症情减半，小便渐得控制，月经亦转正常。再按原方续服20剂，以巩固疗效。

按：肾主二阴，肾与膀胱相为表里，其功能失调，均能导致小便失禁之症。然本例若系肾虚不能约束水道引起，何不见腰酸？若由膀胱虚冷而致，何平时小便不溢或自遗？推索其症之源，每在练功用力时，则小便溢出，是与心经有关。盖手少阴心之脉，起于心中，出属心系，下膈络小肠；又上通于脑，脑为髓之海，脑系上至巅，下至骶，为精髓升降之路。缘因心血不足，髓海不充，统率失司，故用力则小便溢出。至于面热火升，舌尖红而有刺点，显系心热内蕴所致。故诊为精血不足，心脑失养，兼见虚火亢盛，由此施治，果见成效。若囿于固涩补肾升提之成法，不究其致病之因，则其根难除矣。

经期衄晕

栾某，女，13岁，学生。

初诊（1972年4月17日）：其母代诉：患孩有软骨病及肝炎病史。5岁时发现乳房增大，形体日见肥胖，嗜睡。10 岁月经第 1 次来潮，此后每次月经来潮时，伴有鼻衄、头痛、轻度腹痛。11 岁时，昏厥 4 次，每次发生昏厥，血压大都在 160～170/90 毫米汞柱。昏厥前，两目发黑，头晕如见房室旋转等；昏厥后，则感胸闷、气急、耳痛、乏力等。血压恢复正常。曾经某医院检查：肥胖体型，乳房明显增大，但无乳腺肿块，乳晕色略深。腹部脂肪增厚，外阴部色素沉着，阴毛少许。肝肿肋下 2 厘米，脾未触及。气腹造影发现两侧卵巢如枣子大，左侧尤大。诊为：①性早熟；②昏厥待查。治疗效果不显。就诊时，神志清楚，形体矮胖，眉浓，面颊部生痤疮，上唇有短须，腹部饱满，步态不稳，动作缓慢。月经前后鼻衄颇多，头晕目眩，嗜睡，抑或头痛、昏厥。脉濡细，舌质淡红，苔薄。证属肝阳偏亢，肾阴不足，脾失统调。治宜平肝育阴，养血和营。

白芍 9 克　穞豆壳 9 克　夏枯草 12 克　紫丹参 9 克　丹皮 9 克　全当归 9 克　桑寄生 9 克　生熟地各 9 克　茯苓 9 克　熟女贞 9 克　墨旱莲 15 克　泽泻 9 克　制首乌 9 克　生甘草 2.5 克　怀山药 12 克

上方连服 20 剂，病情尚属稳定，头晕较前减轻。其后，依前方随证加减继治。如神疲乏力加生黄芪、孩儿参，鼻衄量多加仙鹤草、川牛膝。另外，并常服女科八珍丸、二至丸，每日各服 2 次，每次 3 克，温开水送服。

患者自 1972 年 4 月 17 日至 1973 年 7 月 8 日止，共服中药汤剂 100 余剂，丸剂 1000 克左右，月经按月来潮，其色量均正常，鼻衄、头晕亦消失，嗜唾昏厥未作，步履正常。1976 年 2 月随访，诊其脉来缓和，舌苔正常。饮食与睡眠均佳，身长增长4厘米，已上学。

按：本例幼女未至发育期，即出现月经来潮，并有鼻衄、头晕、嗜睡和昏厥，形体矮胖，上唇有短须，腹部饱满等症状，皆由阴虚阳亢，迫血上行而起。如肾阴得滋，肝阳得平，则诸症必然潜消于无形。治用归芍地黄汤合二至丸加减，以生熟地、首乌、女贞、墨旱莲、当归、白芍补肝肾以摄血，丹皮、丹参清热凉血以和营，夏枯草、穞豆壳、桑寄生平肝以抑阳，怀山药、茯苓、泽泻、甘草悦脾渗泄。其后随证加生黄芪、孩儿参以益气，仙鹤草、川牛膝和血循经。这就是古人所谓"药随症转"之理。最后用女科八珍丸、二至丸调和气血，益肾阴以敛肝阳，为善后调治。其间女贞子、墨旱莲为鼻衄必用之品，取其清热平肝、滋肾育阴之功。

论 述 部 分

舌下经脉诊察法

望、闻、问、切四诊，医者皆知之，而运用之工巧，则全在于实践。以望诊而言，除一般望神、望色、望形、验齿、察舌之外，对观察舌下经脉之色泽与形状有否变化，则往往为医家所忽视；其实此法，对于临床诊断亦具有重要价值，不容忽视。

诊察舌下经脉之法，甚为简便易行。可嘱病人张口，舌尖上卷，露出舌系，此时即可注意其舌系带左右金津玉液两旁的大经脉及小络脉，观察其颜色和形态。一般来说，正常者可无变化。如果见到舌下经脉粗胀，呈青色，甚则带紫褐者，多为肝郁失疏，痰热内阻，或瘀血郁积之证。此法曾应用于不少病例，均能与病情相符；若再结合望舌察苔，询问病史，则能得到更确切的诊断，以此作为治疗根据亦往往取得良好效果。兹举例如下：

病员陈某，男，27 岁，某医院化验员。患两腿酸胀，已有五年，站立稍久，则腿胫酸胀更甚，且感筋脉抽掣作痛，一夜偃卧，翌晨起立则步履牵强不利，以手按之，两腿内侧深层经脉粗胀。询之，平时畏寒，四末不温，冬日两手指粗大，手掌汗出颇多，两手浮肿，握之潮湿。观其舌下经脉青紫而粗胀。诊断为寒湿入络，营滞血泣，不得荣筋（经西医诊断为深部静脉炎），治以和营活血、通络之剂。于症状逐渐改善时，舌下经脉色泽与形状亦见减轻。又有吴某，女性，46岁，教师。病白喉后，终日舌麻，项强，口流痰涎，声音嘶哑，治疗历时三个月未能见效。察其舌下经脉青紫而粗胀。询知素有高血压之症。治以祛风化痰、通络之剂，症状日渐减轻。于诸症消失之同时，其舌下青紫怒张之经脉，亦随之而隐退。

考舌下之经脉，实与心、肝两经有密切关系。舌为心之苗，舌下之脉与心脉最为密切。而心之血，其充在脉，故不论身体之任何部分有所瘀积，或痰湿内阻，脉道不利时，皆可视之于舌下经脉，他处之脉均隐于肉里，惟此处之脉，既通心经，且又在薄膜之内，清晰可辨，故辨此处之脉，不啻见全身之脉也。“肝者，筋之合也。筋者，聚于阴器，而脉络于舌本也。故脉弗荣则筋急”（见《灵枢经·经脉第十》）一般正常之人，肝气条达，血气冲和，无痰阻瘀阻，则筋脉柔韧。故肝气横逆，或肝气郁结之时，则筋失所荣，气血阻滞，故经脉粗胀而显现于外。

阴虚喉痹证治概述

喉痹在《内经》中早已有所记载：“一阴一阳结，谓之喉痹。”临床症状主要为咽喉色红作痛，痹塞吞咽不利等，一般有急、慢性之分。急性者多为风热喉痹、痰火喉痹等；慢性者多为阴虚火旺引起的“阴虚喉痹”。在治疗上，前者以疏散风热、化痰泻火为主，易于治愈，而后者则以养阴利咽为主，症情缠绵，临床尤为多见。

阴虚喉痹大都得病时间较久，症状有轻有重，故务须根据具体症状分别论治。

现就本病症的发生原因和辨证以及治疗方药分述如下：

发病原因

本病的病因主要有二：一是由急性喉证失治，迁延日久而成；二是由于身体其它部分病变，致阴分内亏所致。日久不治导致阴虚，阴虚则火旺，形成喉痹，彼此相互为因。在诱因方面，往往由于多言语（或歌唱）、吸受尘埃、高热工作、长期失眠、嗜食辛辣之品等，而以多言诱发者为最多，故本病常与职业、工作性质、生活习惯等有关。

辨证与治疗

喉痹有咽部隐红（或焮红）干燥作痛、痰粘、胸闷、咽喉堵塞感（或梗塞感）、声音嘶哑等五个基本症状，而其中以咽部如有物梗塞及咽喉隐红干燥作痛为主症。这些症状轻重程度不一，故在详细询问病史之后，必须从这几个方面来辨证，考虑治疗法则。

1. 咽红干燥作痛

喉痹患者的咽部常为隐红（即黯红色），新感风热或胃肠积热者，亦可见焮红（即鲜红色）而肿。无论其色隐红或焮红，总属于火。不过隐红色属于虚火，焮红则属实火，不能等同视之。凡咽喉隐红属于阴虚火旺者，治宜益阴清火法，药用玄参、麦冬、细生地、白芍、天花粉、石斛之类；若兼有便艰者，加用桑椹子、制首乌之品。咽喉焮红往往只是喉痹过程中的一个阶段，本着“急则治其标”的原则，可先用挂金灯、山豆根、丹皮、赤芍等药；暴感风热者，酌加薄荷、蝉衣、牛蒡子；焮红甚者，用黄芩、知母、川连等苦寒泄热；便秘者加元明粉，与治急性喉症的方法相仿，一俟焮红消退，急性症候过去之后，仍用益阴清火之法治疗。

在观察咽红的同时，还须注意观察分辨咽喉、上腭哥窑纹和小瘰之色泽。一般说来，纹粗而色鲜红者，往往虚火与实火相参；纹细而色黯者，为虚火无疑。小瘰细而色红，密布上腭及咽喉者，属虚火上炎；小瘰形大，斜视如水晶泡状，色透明者，往往夹湿；小瘰大而肥厚，见于咽关两侧者，又属痰湿互阻。此外，在喉痹日久之后，往往出现咽底壁结节和舌下经脉显露。结节有大有小，色有红有淡。色红而肿者为火盛，色淡而肥厚者有痰湿；形高突者属实，形扁平者多虚。舌下经脉色淡而粗大和舌下腺体肥厚者，为痰湿重，经脉色紫而暴露者为瘀热。

咽部干燥作痛之症，轻者饮水之后略有减轻，重者即使多饮亦不能改善，每于午后及夜间为甚。此为津液不足之故，多用生津之品。这类药物固然不可缺少，但尚须结合以上咽部焮红或隐红的情况参用清热、泻火、益阴之品；还须进一步研究其所致之由。盖津液之生成，影响津液耗损的原因，均与脏腑功能有关。津液来自水谷，水谷入胃，化为精微，经脾气之输布，上行于肺而灌溉全身；肾受五脏六腑之精而藏之，以供人体生命活动之需。这样不断贮藏、不断给养，循环往复，以维持脏腑生理功能之正常活动。倘若脾、胃、肺、肾有病或功能失常，即会影响到津液的盈亏。又心肝火旺，亦可消烁津液。因此，治疗喉痹咽喉干燥作痛之症，除用一般的益阴生津药物外，并宜随证加减而治之。如兼见饮食不馨、食后脘腹满闷或大便溏泄等脾胃不健的症状时，即参用土炒白术、怀山药、孩儿参、茯苓、采芸曲、扁豆衣、莲肉、芡实等，以悦脾和胃，使之输化功能恢复正常，津液得以上承，则咽干自除。对阴虚脾胃虚弱的病例，宜用甘寒益阴的药物，不宜用滋腻和苦寒之品，以免碍胃。如语声无力，动辄气喘的肺气不足的病例，可加珠儿参、百合、玉竹以益其肺气；如腰背酸楚、遗精、小便余沥不尽，甚则遗尿的肾亏病例，则用制狗脊、山萸肉、益智仁、菟丝子以益肾固本；如头目晕眩，两目红丝缭绕的肝旺病例，则佐以白芍、稽豆衣、白蒺藜、天麻等柔肝益阴；兼有心悸怔忡、自汗、夜寐不宁等心气不足的病例，可配用五味子、浮小麦、北沙参、麦冬等以养心气。总之，治咽干不能单用益阴生津药物，以见症治症为事，必须溯本寻源而治其本，才能使津液的生化输运恢复正常，根本改善咽干症状。

2. 痰黏

脾为生痰之源，肺为贮痰之器，故痰多常责之于脾阳不足，脾气失运。但在喉症方面，并不尽然。喉症见痰粘者，总不外肺中热郁；同时尚须结合观察咽部色红程度来判断郁热之轻重或属虚属实。在用化痰药时，温燥药必须慎用。若川贝、象贝、杏仁、地枯萝、海蛤粉、橘白络、黛蛤散等可作常用之品；如属暴感风热，咽部红肿而痰涎多者，则用蝉衣、僵蚕、牛蒡子之类，以祛风清热而化痰；若见舌苔粘腻，咽燥痛不甚者，则酌用二陈汤（但仙半夏用量不过 6 克）。当然，属于脾阳不足的病例，亦须顾及脾阳，不可一概而论。

3. 胸闷

根据临床所见，胸闷程度轻重不一。轻者仅感胸闷，呼吸不畅；重者感前胸如压，甚至行走登高之后，胸膺满闷，气逆作喘。在辨证时，如见痰粘咯吐不爽，晨起胸闷较甚，咯出痰涎后稍适者，则属痰热蕴于胸膈之间，须用清热化痰之法（药物见前），必要时可加广郁金以辛开解郁。如果无痰而声低音哑，咽干痛较甚，早晨胸闷轻，入暮闷甚的病例，则属肺阴亏损、肺气不足，宜用益气、养肺阴的药物（见前）。

4. 咽喉堵塞感（或梗塞感）

喉痹病例均有此自觉症状。有的病人为了要排除这一不适感，喉头每每发出“咕咕”或“唔唔”之声。诊察时如有粘痰难咯或痰厚色黑成块的情况，则为痰阻所致，须用化痰之品；若无痰而动则气逆，喉头有吞之不下，吐之不出的感觉者，属于气结，可用芳香轻宣理气之品，如绿萼梅、佛手片、野蔷薇花等。无痰阻或气结，射干是治此症之要药。射干味辛苦，苦能下泄，辛能上散，清火消痰散结之功最显；但用量宜轻。因此药系苦寒微辛之品，脾胃虚弱者必须慎用。

5. 声音嘶哑

这一症状在喉痹中较为多见，但轻重程度不一。喉痹日久，声音往往由不扬转为嘶哑，甚则音喑。在使用开音药时，不可与因暴感风寒所致的音哑等同处理，仅用蝉衣、牛蒡子、胖大海之类药物；必须顾及肺热津亏的根本原因，可用凤凰衣、木蝴蝶以平肝清肺化痰，参以沙参、麦冬、天花粉、芦根等益阴生津。如肺气虚者，配以益肺气药；痰浊多者，酌加清热化痰之品，亦需从整体着眼。

从以上五个主要症状辨证之后，再结合察舌、切脉。脉象大多属细、弦细、细滑、细涩、细弱等。舌苔多见淡红，有少数病例，可见舌根腻或苔糙。

喉痹是咽喉疾患的一种慢性病，往往经年累月，时轻时重，容易复发，与全身健康情况、生活、工作和饮食等有关。治疗亦往往不易见效，因此在辨证用药时，首先要从各方面注意观察，抓住病之“本”按证立法，以“益阴”为主要关键。但养阴不可滋腻，清肺慎用苦寒，以免损伤胃气，益气不可升阳，健脾不可温燥，防其气升火亦升，耗伤津液。用药总在甘寒清润、酸甘敛阴、益胃生津、悦脾理气、平补肝肾的范围。

除用内服药外，还须配合局部疗法。外用“吹喉药”及“漱口药”这是外治内服相结合的一个必要措施。对咽喉焮红或糜碎干燥干痛者，能使药物直达病所，增强清凉、消炎、润燥、止痛、利咽的作用漱口药还能使痰涎咯出，因而使疗效得到提高。但要注意，吹药时不应对正喉腔，要侧向咽关壁吹入，且药物要散布均匀，不要凝结成团，以免发生咳呛和影响药效。

喉痈的证治

喉痈，是痈疡发于喉间的一种疾病。其主要症状是：局部焮赤肿胀，疼痛灼热，吞咽不利，甚则酿脓溃破。此病大多为实热证。其病因病机不外肺胃积热，心肝火旺，感受风邪，风热相搏，痰火壅滞等。

喉痈的类别

有关喉科书籍中，喉痈的名称很多，范围亦广，凡一切咽喉、舌、上腭及颈、腮、颌部的痈疡都包括在内，根据《咽喉经验秘传》、《喉症全科紫珍集》和《咽喉秘集》等书所载，大体有下述四个方面：

1. 以发病原因来分，如伏寒喉痈、积热喉痈等；

2. 以局部色泽来分，如大红喉痈、淡白喉痈等；

3. 以发病部位来分，如单喉痈、双喉痈、里喉痈、外喉痈、颌下痈、兜腮痈等；

4. 以症状来定名的，如肿烂喉痈、锁喉痈、声哑喉痈等。

以上分类法，表面上很清楚，实际上对诊断帮助不大，仅从某一角度来观察，将病因、症状、部位等都掺杂在内，反而混淆不清，如大红喉痈与积热喉痈，色泽同样是大红，一言症状，一言病因，是一个证的两个方面。再者，把舌、上腭、颌、腮等处的痈疡都归在喉痈范围内也不妥当，因为颌、腮等处的痈疡，可以由喉头发生痈疡牵引而发生肿胀甚至化脓，也可以先由颌、腮等处发生痈疡而后影响及咽喉。因此，前者应该归入喉痈附带症状之内；后者则应归入外科范围。至于局部色泽与症状，只能作为诊断时辨证依据之一，因此喉痈的命名与分类，以发生的部位来分较为确当。

喉痈的辨证

1. 辨部位　痈发于正咽关的，称为喉痈（或骑关痈），发生于咽关之外者，称外喉痈（或上关喉痈），发于咽关内一直至喉底处的，称里喉痈（亦称下关喉痈）。喉痈与外喉痈病程较短，病势较轻，里喉痈因在咽关之内，气道比较狭窄，肿胀过甚往往有窒息之虑，而且吹喉药不易直达患处，故病程较长，病情较重。喉痈发于双侧者，症状虽属严重，惟单侧喉痈发于内关者，也可因肿胀而形成阻塞，故也不能忽视。

2. 辨色泽　喉痈焮赤红肿者居多，但红色中亦有差别。色大红甚至肿烂者，往往是脾肺积热，心肝火旺。色淡红者，多见于肺胃热蕴，复感风邪而发；如声音嘶哑者是寒包火之象；如红中带紫色，又为积寒于内，感受外邪；如肿而色淡不甚红者，大多为肺脾受寒或体弱不能抗病之故。

症状的鉴别

1. 声音　语音清朗者病轻，重浊者为寒郁，痰多而声音不清者乃痰盛，音嘶语塞者病重。

2. 吞咽　涎多而吞咽不利者为痰盛，无涎而吞咽不利者系热甚或阴虚，病较重。

3. 身热　喉痈焮赤红肿高突，先喉痛而后身热炽盛，脉大有力者，乃实热之证；喉痈色淡微肿，先见发热、恶寒、脉浮者，是感受外邪，火为寒郁；如无恶寒，脉来细而无力，则为正气虚弱。

4. 肿胀　局部肿胀散漫，以压舌板轻触患处，其质坚硬者为脓未成，或脓在深层尚未达表；如红肿光亮高突，顶点呈微白色，按之软者，是脓已成，可考虑切开排脓；如肿硬麻木或高低不平者，为恶候。

5. 疼痛　痛处散漫者，为脓未成；痛集中于一处且有波动感者，说明脓已成。

6. 二便　初病二便不通者，必内有实火（如病三四日以上因不能饮食而无大便者不在此例）；二便通利者，为热在营分，或阴分不足。

7. 外候　颔下起核者，喉痈多发于关内；颈侧及耳根下肿胀者，大多生于咽关之外；前颈粗肿者，喉痈发于喉底，为危候。

喉痈的治疗

喉痈高热红肿者，治疗大法与一般痈疡同。初期疏散风热，中期以清热为主，后期排脓解毒。有风邪者疏解在先，热甚者泄热为主，痰盛者豁痰亦为急务。脓未成者以消为主，脓已成者托毒排脓结合手术切开。但在治疗过程中，尚须注意如下几点：

1. 使用清热药时，必须顾及脾胃。如实热病例，脾胃功能正常者，苦寒泄热之药应及时应用；但脾胃虚弱者，则不可纯用苦寒，避免有邪热未除，中焦寒郁之弊；如胃气一败，则对疾病恢复大有影响。

2. 注意化痰。病在喉间，痰涎每甚。盖咽喉之症，其证虽繁，总属于火（《尤氏喉科秘书》）。而火是痰之本，痰为火之标，因此在急性喉症中，豁痰引吐是治痰之标，而清热、泄热则为治痰之本，应视具体情况而用之；故治喉痈痰涎壅盛者，清热消肿、化痰利咽是一个主要治法。

3. 喉痈未成脓时，一面服药消散，一面配用外治法，可以相辅相成，相得益彰，缩短治程。如初期用珠黄青吹口散，红肿甚者用喉科牛黄散外吹喉部患处，并用银硼漱口液漱口；如颈、颔等处肿胀者，可用芙蓉软膏外敷，对于改善局部症状有很大助益。

4. 通利二便，必须抓住时机。若二便不通，火毒之邪不得外泄，则会加重病情；二便已通，再用通利药，则会克伐元气，贻误病情，发生责事。如《尤氏喉科秘书》中说："凡喉症初起……须问其大小便通利否，如二便通利，证候虽加，不过浮火上攻，服解毒消风清火之剂即愈；若二便不通利，必内有实火，非用降火解毒重剂及通利二便之药，火何以出？病何以解？……故喉症初起，大便秘结者宜大黄、玄明粉通之，则大便解而易愈，若至五、六日，久而不食，大便闭结，用之立毙。盖病久元气已虚，岂宜再用硝、黄，当用蜜导引"。由此可见，二便通利与否与喉症轻重密切关系，喉痈一症如大便干结难解者，亦可稍用玄明粉，使之便通，不一定待便秘而始通。因通便之目的在于泄热降火也。大黄服后往往有腹痛之象，可用玄明粉9～12克冲服（一日剂量）。一俟大便通畅，则停用。

5. 喉痈脓熟而不溃者，宜急予切开排脓。但切开排脓要掌握时机，若过早开刀，则徒泄其气血，反会助邪伤正；过迟开刀，则肉腐益深，皆不易全愈。如明《薛氏医案》中说:“疮疡用针，当辨（脓之）生、熟、深、浅……若脓生（指脓未熟也——整理者注）而即针，则徒泄其气血，而脓反难成；若脓熟而不针，则腐溃益深，疮口难敛；若脓深而针浅，则内脓不得外出，血反泄；若疮浅而针深，则内脓虽出，良肉反伤”。治喉痈脓疡亦不例外。故必待痈疡红肿光亮，顶点以压舌板按之软者，方是脓熟之征，才可切开排脓。

音哑的用药法则

音哑，为声带病变表现之主要症状，诸如充血、水肿、麻痹、裂缝、生有小结节或息肉，以及闭合不全等等均可致之。其病因殊有多端，或为外感，或为火盛，或为阴虚，或为职业使然。以时间分则有“暴喑”、“久喑”之别，以虚实分，则有虚证、实证之异。一般认为暴病属实，久病属虚，故有“暴病得之为邪郁气逆，久病得之为精枯血槁”之说，音哑之症亦然，是以有“金实则不鸣，金破亦不鸣”之论。

暴喑实证，多起于上感、咽炎以及会厌炎症等，即中医所谓外感风热、肺火炽盛等症。一般较易治疗。外感风热之症，法当疏散风热、宣肺开音，可用蝉衣、桔梗、牛蒡子、生甘草为主，佐以薄荷、荆芥、防风等品；肺火炽盛，法当清泄肺火，祛邪开音，可用胖大海、凤凰衣、玉蝴蝶为主，佐以山豆根、挂金灯、黄芩、连翘、知母等药。其它若是火为寒郁，形寒发热，而苔黄舌红，则当疏散风寒，佐以清热利咽，如药用荆芥、防风，配以桔梗、牛蒡子等。肺气不宣，咳嗽频频，尚可伍以前胡、杏仁、甘草等以宣肺止咳；热毒炽盛，咽喉红肿，尚可配用丹皮、赤芍等以凉血行瘀；热伤津亏，口渴咽燥，尚可配合沙参、麦冬、天花粉、芦根等以清热生津。

久喑虚证，多由新哑失治，迁延而致，时轻时重，较难根治。主要由于肺肾阴亏，间有夹杂肝旺脾虚等情况，故一般治疗着重于滋肾养肺，佐以开音之品，多选用生地、天冬、凤凰衣等品为主。至于兼有肝旺之象，当配平肝之品，如穞豆壳、白蒺藜、菊花均可选用。此外，若是声带息肉，经检查证实，则又须佐以活血散结之品，方能克厥其功，如赤芍、丹参、夏枯草、僵蚕等药，在所必用，非一般开音之品可以奏效也。

总之，音哑之治疗，必须辨证求因，审因论治，谨察病机，据证立法，庶不至限于一、二套方，一击不中，则措手无策也。

齿痛的基本方与加减法

齿痛，因于火者居多。而火又有虚实之分。实火多属胃火，盖足阳明胃经循行于上下龈故也；虚火多属肾火，盖齿者，骨之余，髓之所养也。然则实火之中犹有阴虚不足之象，非纯实之证也，故古方玉女煎既用石膏、竹叶泻火等品，复佐地黄、知母滋阴之剂，即此意也。

基于玉女煎之方意，临床以玄参、生地作为治疗齿痛的基础方，然后随证加减，每获良效。盖因火之有余，无非水之不足，滋其阴，则诸火无以继之而戢，泻其火，则诸阴无不赖之以存。故本方以玄参除其浮游之火，生地降无根之焰，补中寓泻，泻中寓补，虚实咸宜，治无不效也。

临床加减之法，主要依据经络而定。一般以上四门齿属心，下四门齿属肾，上二侧齿属胃，下二侧齿属脾，上右尽齿属肺，下右尽齿属大肠，上左尽齿属胆，下左尽齿属肝。如此则可循经配伍，配用常法如下：

心火者，加川连；脾火者，加白术；肺火者，加黄芩；肝火者，加丹皮；肾火者，加熟地。

其它兼症，随证加减，不在此限。

至于虫牙、龋齿而疼痛难忍者，其治疗大法固不同于此，然循经配伍亦可参考上述加减。

鼻衄治疗五法及其具体应用

鼻衄一症，至为常见。轻者其量甚少，偶发即止；重者屡发不辍，缠绵不已；其量较多，甚则血出如涌，至为危急。其症不一，其因亦殊有多途，除妇女倒经，治宜理血调经、引血循经者外，又有肺胃实热，肝火上炎、阴虚火旺等热迫血溢，以及气虚不能摄血等。前二者属于实证；后二者属于虚证。治疗大法固然“实则泻之，虚则补之”，但细析之，又可分为下述五法：

1. 清热泻火法　凡由火热之邪迫血妄行，而致鼻衄者，宜用本法治之。在清热泻火法中，依据不同脏腑之邪热，又可分为：①清泻肺热，适用于伴有咳吐黄痰、口燥咽痛、苔薄黄干糙等症，常用药有黄芩、丹皮、前胡等；②清泻胃火，适用于兼见牙龈肿胀作痛，口苦等症，常用药有知母、焦山栀、芦根等；③清泄肝火，适用于兼有头胀或头痛、面热颧红，睛明部充血、巩膜有红筋等症，常用药有山羊角粉、生白芍、黄芩等。由于实热邪火往往相互兼夹，故临床应用须联系具体症候，进行辨证分析，相配而用。同时清热泻火之品，性味多属苦寒，若过用之，往往又能克伐脏腑生养之气，故不宜多用久用。

2. 泄肝凉血法　邪热入于血分，以致血热妄行，鼻衄不已者，宜用本法治之。此法与清热泻火不同之处在于前者热邪尚在气分，由于热势炽盛，迫血上行；此则热入血分，血热妄行，诊断要点以舌质红绛为主要依据。可选用丹皮、赤芍、生地、山栀等药进行治疗。

3. 引火下行法　鼻衄为血溢于上之症，多由火势上炎所致；若能降泄邪火，则血随火降，鼻衄当能自止，故引火下行法又为治鼻衄要法之一。本法宜用于一般患者，若同时兼有胃肠积热，腑气失行，大便干结者，用清热凉血等法效果不够满意时，尤为适宜。盖鼻为肺窍，而肺又与大肠相为表里，肠胃热积不得下泄，则沸腾于上，鼻衄不止，故必须在清热凉血治法的基础上，配用泻下通便之品，使蕴结于肠胃之热导之下行，从大便而泄，如是则上升鼻窍之郁火亦可随之减退乃至消失，鼻衄随之而止，此即古人所谓“上病治下”之义，既能引火下行，又有釜底抽薪之效，可选用火麻仁、瓜蒌仁或大黄、元明粉等药，以通下大便，然此等药品宜中病即止，以免伤正。此外，如无便秘之症，则可改用牛膝、制大黄等品，既能达到“引火下行”之目的，又可免致通下伤正之虞。

4. 益气摄血法　气为血之帅，血为气之舍，气血两者关系至为密切，气虚则不能摄血而衄，失血则又耗气，是以素体气虚而衄者，或因大量鼻衄以及长期持续出血者，均可见鼻衄而兼气虚之证，如面色㿠白、纳谷不馨、心慌气促、精神委顿、疲乏无力、脉细弱、舌质淡等。由于此证主要为肺脾气虚，统摄乏权所致，故亟宜用益气固本，以资摄血。常用药有党参、白术、黄芪、阿胶等，使中气得补，摄血有权，而鼻衄自已。此治血必须治气，乃治本之计也。

5. 育阴止血法　肾阴亏损，虚火上炎而致鼻衄者，宜用本法治之，此即壮水之主，以制阳光之义。通过育阴潜阳、滋阴降火等药物的运用，以达到制止鼻衄的目的，在临床上亦殊多用，常用药有生地炭、女贞子、墨旱莲等。

以上五法，为临床治疗鼻衄重要法则，在具体应用方面，尚须注意下述三点：

其一，五法应用可根据病情相互配合，如清热泻火与引火下行经常合用；气阴两虚，可益气育阴两法兼施；血热而兼阴虚者，又可凉血与育阴相兼应用。总之，必须灵活处置，不宜拘泥。

其二，无论应用何法，一般均须配用止血之品。盖见血不止血，非其治也。止血药中白茅花、蚕豆花、墨旱莲、白及等药性平和，有利无弊，且适用广泛，各种类型的鼻衄均可配入应用，可列为专用之品。其他若凉血止血之侧柏叶、小蓟；收敛止血之地榆、蒲黄均可相机配伍而用。

其三，在应用大量收敛止血方中，宜少佐活血化瘀之品，如丹参、赤芍、茜草、参三七等。曹颖甫曾说：

"强止之则积为瘀血，而病变莫测"。故治鼻衄亦须重视。尤其对于曾用凡士林纱条填塞止血法，而出现瘀血留着，壅塞气道，以致鼻腔出现青筋红缕（即鼻中隔血管扩张），舌质紫黯或有瘀斑，更为适宜。故唐容川《血证论》强调说："惟以止血为第一要法……消瘀为第二法……。"不可不知也。

脑疽的证治

脑疽，又称"落头疽"，俗称"砍头疮"，是一种症情较重，可能出现危象的外科病症。

脑疽，生于脑后发际以及后项部位。所谓发际后项，其上不超过枕骨粗隆，两旁不越过耳后乳突。部位稍向上者须与玉枕疽相区分，偏左或偏右者须与夭疽、锐毒相鉴别。其处于正中者，属督脉经；偏左或偏右者名偏脑疽，属足太阳膀胱经。

脑疽一症，过去曾有多种名称，包括对口疽、脑后发、脑烁等，除症状稍有区别外，在部位上的区分一般认为：

对口疽：主要发于后项部位。

脑后发、脑烁，主要发于后项发际。

以上这种分法，在许多医学文献中有所论述，如《医宗金鉴》、《疡医大全》等均是。但是，两书中又别有脑疽一名，而其分属部位则持有不同意见：《医宗金鉴》列于项部，《疡医大全》列于头部，可见脑疽这一概念在所属部位方面，不无模糊之处。由于发际和后项虽然部位不同，但上下距离不过分寸之间，病变范围较大时，往往可以相互影响，如生于项部可累及发际，生于发际也可累及后项。因此《外科正宗》将发生于后项和脑后发际的对口疽、脑后发、脑烁等，统称之为“脑疽”，而《外科精义》则称之为“脑发”。

脑疽的性质

脑疽，以疽命名，说明它是“疽”的范围的一种病症。

对疽的含义，《内经》说：“热气浮盛，下陷肌肉，筋髓枯，内连五脏，血气竭，当其痈下，筋骨良肉皆无，故命曰疽。疽者，其上皮夭以坚，状如牛领之皮。”着重指出了疽有如下几个特点：

1. 疽的症状较痈为严重。（“热气浮盛，下陷肌肉”）

2. 疽的属性以正虚较多。（“筋髓枯，内连五脏，血气竭”）

3. 疽的部位较痈为深。（“当其痈下，筋骨良肉皆无余”）

4. 疽的外形苍白而坚厚。（“其上皮夭以坚，状如牛领之皮。”——王冰说：“夭谓死色，异常之候也。”）

至于疽属于阳证抑或阴证，历代医学文献所述并不一致：

例如：《卫济室书》说：“疽，初起如麻豆子大，痒痛抓破如小疮，后渐结瘢作瘀，以次皮破，窍穴渐如蜂房，多有痈毒，不出结痛：……疮如火烧”。似与红肿热痛之阳性疮疡相似。

又如：《疮疡经验全书》说：“石疽，隐于皮内肿，按之如石”。《外科理例》：“臂疽一块，不痛不赤”。《外科全生集》：“阴疽之症，皮色皆同……，有坚硬难移，有柔软如绵”，都指明是属于阴性疮痈。

脑疽一症，以临床所见，有属阳证，有属阴证，有开始表现为阴证而后渐化为阳证，有开始为阳证而后变化为阴证，并非仅为一端，有其特殊情况。其所以有各种情况，主要有下列几种原因：

1. 与病因有关——由于病因不同，症状亦即有所区别。如《外科正宗》说：脑疽，"其源有二：得于湿热交蒸从外感受者轻；五脏蕴结从内发外者重。"前者当属阳证居多，后者当属于阴证。

2. 与所在部位有关——正脑疽在督脉经循行部位，由于督脉起于尾闾，贯脊而上，主一身之阳，故大多表现为阳亢热盛之症，阳证者居多，偏脑疽位于膀胱经循行部位，膀胱经起于额上，上贯巅顶，两旁顺流，由项而下，疮毒随之下流，故每每平塌或漫肿，属阴证者较多。

3. 与患者体质有关——《内经》说："膏粱之变，足生大疔"。一贯嗜食厚味，湿热蕴积，发为脑疽，多为阳证；素体阳气不足，疡毒内陷，多为阴证。

上述原因，除直接与病因有关外，对于部位，体质与发病属性的关系只是一般而言，并非绝对如此。例如年老体弱，又可出现阴证；因此，必须根据临床见证予以辨证施治。

脑疽的症状

脑疽，局部症状明显，并伴有全身症状。虽然有阴证或阳证的区别，但一般都具有下述几个阶段：

1. 初起阶段　局部不肿，有麻木感，头项转侧不利，逐渐出现肿胀，其肿可大可小，往往肿势散漫，无明显界限，自觉木痛或有压痛，皮色不变，特别是皮变厚硬，如牛领之皮，是本疡初起的特征，说明病灶在于皮肉深层，可作早期诊断的依据，此时一般伴有怕冷发热、周身不适、头胀头痛等症，如不能消散，则进入酿脓阶段。

2. 酿脓阶段　局部肿胀，逐渐高涨，严重的，肿胀范围扩大，往往影响及于耳后；疼痛随肿胀增大而加剧，呈持续性木痛、刺痛或胀痛，疼痛往往牵引及于巅顶，或前额；皮色不变，或由灰白色转为红色，脓毒成熟前即可见疮头皮肤糜碎，但周围皮肤仍厚硬如故。

此时发热较炽，可出现烦躁不安，由于高热，疼痛常导致夜眠不安，胃纳不馨，还可伴有小便黄赤、大便燥结、脉滑数或洪数、舌苔黄腻等症。如高热灼伤阴津，可出现口干，苔糙；邪热侵犯心神，则神识昏迷。

酿脓期间，发热当是正常现象。如果邪热过亢，侵犯心神，神昏谵语，是病情严重的表现；相反，发热不扬或不发热反恶寒，便溏，疮面平塌或凹陷，是为疮毒内陷之症，同样也属于重险之症，都须严密观察，急予救治。

3. 溃脓阶段　脓毒成熟，局部逐渐由坚硬转为柔软，疮面糜碎处可有溃破，往往同时出现几个溃破处，形如蜂窝状。溃脓初期，一般疮口较小，而脓稠色黄，塞于疮口，甚难自动排出，用力挤压后，脓栓排除而脓液不多，稍后脓液方逐渐增多。脓毒排出后，局部疼痛轻减，肿胀消退。至溃脓后期，局部肌肉腐烂变成紫黯色，气味腥臭，待腐肉清净，新肉渐生，乃逐渐收口平复。

溃脓初期，发热症状往往并不减退，须使脓腐少，发热方轻减直至消退。如果热毒炽盛，则不仅溃脓时期延长，脓多腐臭，而且全身症状仍然较为严重，如高热、烦躁、纳呆、便秘等不一而足。反之，如正气不足，不能托毒外泄，又可出现脓汁稀薄，排脓不畅以及疲乏倦怠，面色苍白，形寒怕冷等症象，同样能使病程延长。

4. 敛疮阶段　随着脓液腐肉逐渐减少，局部新肉渐生，疮口乃逐渐愈合。此时，全身症状大都随之消失，恢复正常。但在敛疮期间，如果新肉生长过速，疮口虽能收敛，但过程较慢，且愈合局部往往高突不平；此外，如疮口周围出现白边（俗称缸口）非但收口缓慢，甚至不能收口，以致脂水淋漓，久久不能痊愈。

以上四个阶段，只是根据主要症状而区分，而且在临床上是相互连续的，并无明显的界限，同时各个阶段的日期，是根据病人体质情况，邪毒盛衰以及治疗得当与否而决定的，因此有长有短，并不一致。

脑疽的治疗

治疗脑疽，必须重视局部治疗，应用外敷药物。但同时还必须应用内服药物，庶能加速疗效，缩短病程，对严重病员还能挽救生命于垂危，从此意义上来说，内服药物的治疗不仅不是可有可无，有时甚至较外敷药物更为重要。

脑疽内治，有三个原则，即“未溃当散，已溃当托，脓清当敛”。消散之法，初起兼有表证，宜荆防败毒散加减；热毒壅盛宜仙方活命饮加减；阴寒痰湿宜阳和汤加减。而消散之品，最宜加入引经之品，如生于正中督脉者，可加用皂角刺，生于两侧膀胱经者，可配用羌活。托毒之法，至为重要，非但已溃当用，即使未溃，或脓毒已清，又见疮势内陷或真元不足者，如配用补托之法，往往能收较好疗效。托毒之品，以生芪为主药，其它托毒排脓之品，如白芷、芙蓉花、天花粉、桔梗等亦可相配选用。至于敛疮之品，多以补益气血之品如党参、黄芪、白术、熟地、当归、白芍等，气血充沛，疮疡自能逐渐愈合。至若热毒炽盛，邪入心包，神昏谵语，是为危候，又须大剂清热解毒、凉血清心之品，用犀角地黄汤加减，以救危急，方能挽回于万一。

外治之法，有消散箍托、拔毒祛腐生肌等不同治法。其应用方药与一般外科处理无异。然脑疽为外疡大症，溃后有头如蜂窝，脓栓难出者，此时不可用力猛挤，以图脓出为快，否则轻者痛甚而厥，重者毒邪入里，以致入血攻心，致成危候，不可不慎。如是腐肉糜烂，可用剪逐步清除，必须注意不要误伤血管；后期愈合之际，又当防止缸口出现，延误痊愈。

此外，在护理上尚须注意适当忌口，一般不宜进食蟹、葱、韭、蒜、牛肉、炸鸡、鲤鱼等发物，对于烟酒炒货等辛辣助热之品、亦当禁忌。

红丝疔的证治

红丝疔，疔毒之一，以有红丝可见，故名。好发于手臂或小腿内侧等四肢部位，尤以手指或足趾为多见。初起时，其形与一般疔疮无别，有局部肿痛、麻木、皮色转红以及根脚较坚等，继则在其上侧可出现一条红色细丝，开始不过寸许，迅速向躯干部分延伸，往往可长达盈尺。一般轻症，可无全身症状，治疗得当，即能及时而愈；重症往往伴有发热、头痛、胸闷、恶心等症；至为严重者，还可出现高热、神昏、毒散走黄等症。

红丝疔主要是内有心火炽盛，外受邪毒感染，以致毒邪、心火交炽而形成。在处治上，初起可用切断法进行治疗，其法用消毒之三棱针或粗毫针在红丝所至尽头部刺之，使微出血，再延红丝所循，每隔寸许点刺出血，直至疔患处为止。此一治法，乃是令邪毒外泄，以防继续延伸、毒散走黄。重症病人，除施上述外用法外，并须配合内服药进行治疗，可选《外科正宗》“七星剑”（野菊花、苍耳头、豨莶草、半枝莲、地丁草、麻黄、草河车）为基础方剂，根据病情加减化裁，一般可增用蒲公英、金银花、生甘草等清热解毒之品，血热壅滞、肿痛麻木之症，则还须增入丹皮、赤芍等活血消肿，乳香、没药止痛散瘀等药；如疔毒已经化脓，则又必须佐以托毒之品，如芙蓉花、皂角刺等，促使脓毒外泄。至于已经毒散走黄，又当以犀角地黄汤大剂应用，方能解救危急。整个治疗过程中，切忌应用温散托毒法。

奶癣的治法

奶癣，初生婴儿之常见病也。好发于面额、头顶等处，初起皮肤潮红，出现小丘疹，分散或密集，搔之起白屑，形似疥癣；继则皮肤破损，丘疹蔓延，或起水疱、糜烂，流出黄水，浸淫成片；干燥后结成浅黄色薄痂，可能反复发作，缠绵不已。此症主要内因胎中蕴热遗毒，外因风湿热侵袭，蕴阻肌肤而成。

奶癣的治疗，应着重于外用法。可用湿疹软膏涂患处。此药具有消炎、收湿、止痒等功效。组成与用法如下：煅石膏100克，海螵蛸18克（去硬壳），飞青黛6克，氧化锌6克，冰片2.4克，以上各药，先将石膏、螵蛸、青黛共研极细，再将黄凡士林适量，加入药粉，调成软膏使用。如用麻油调成糊状应用亦可。

在应用中，必须注意：只可用干燥药棉轻轻拭去原涂药膏和脂水，不可用水洗涤，以防蔓延。如结痂较厚，内有黄水，要先用麻油涂上，使之湿润软化，然后揩去结痂，再行敷药。

此外，如果奶癣蔓延较广，或身有发热等兼症，又须配用清热解毒、疏风止痒、利水化湿等品煎汤内服，可选用金银花、菊花、绿豆衣、生苡仁、生甘草等，则往往能有较好的疗效。

诊治慢性病症的体会

慢性疾病患者，由于长期为病痛所困，更由于求愈心切，而治疗又一时不易见效果，故对情绪多有影响，且可因此而产生其它病症，故而对身体恢复健康殊多不利。我在诊治慢性病症的过程中，有以下几点体会：

1. 由于慢性疾病的病程较长，在病程中有很多波折；要做到很好地辨证论治，必先详细了解病史及目前症状，方能掌握病情始末以及以往治疗之得失，为辨证论治提供有力之依据。例如患者陈某，女，42 岁，打字员。1957 年上半年发现右腋有一结块，操劳则胀痛，休息则轻减，后逐渐发展至右臂酸痛，且午后有低热，精神不振，大便经常燥结，腹部隐隐作痛；至 1959 年发现腹部也有小块数个，攻撑作痛，按之益甚，脘腹之间，经常满闷，嗳气频频，医院检查认为无妇科疾患，亦无消化道溃疡之疾。腹部之块可随劳逸与喜怒的情况而进退；至 1962 年底腹部常见膨胀，疼痛加剧，再度至医院检查，诊断不一，有谓肠痈，有谓肠系膜淋巴结肿大（结核性?）由于症状的日益加重，故不能坚持工作而休息在家。1963 年初，有医师建议作剖腹检查，但患者心有恐惧，故不再请西医治疗。1963年2月27日，转至中医教学门诊。

检阅过去中医病历，在治疗方面计有汤药、成药、针灸、外敷等多种治疗，总之，症状错综复杂，用药也由于追随症状而异。

初诊时，见患者面色无华，眉宇间色带青黑，语声低怯，有抑郁之象；检查其腋下之肿块，皮色不变，质软，轻按状若海绵，重按则作酸痛，腹部之肿块，按之有形而不坚，但可随情绪之喜怒而起伏攻撑；望其舌苔白腻，切其脉象细弱无力，且闻其嗳气频频，并询得大便坚结（四至七日一行），故断为肝脾不和，气滞湿阻，主要在于肝气失于调达，故治疗时着重于此点，用白芍、香附、佛手花、陈香橼皮、麸炒枳壳、带壳砂仁、野蔷薇花、白茯苓、炒乌药、广木香、川朴花、采云曲等出入加减，以疏肝理气，芳香化湿，并自始至终佐用脾约麻仁丸以通腑润肠，调和肠胃；在治疗过程中，并随时观察患者情绪，予以开导，解释病情，在诊治两个月中，虽症状迭出，但始终抓住病之本质，用药不离重心，前后共诊十一次，症状均已消失，隔三月随访，已告痊愈，恢复工作。

2. 经过明确辨证之后，必须抓住症结所在，不为表面现象所迷惑，治疗方针既定，则要坚持原则，方寸不乱，更动不多，最忌朝定暮易。例如患者陈某，男，36岁，机关干部。身体素来虚弱，胃部不适，右胁胀痛，入冬咳嗽痰多，曾有咯血病史，咽头干痛，吞咽不利，失眠、头晕、精神疲乏，西医诊断为①胃下垂；②肝肿大；③支气管扩张；④干燥性咽炎；⑤神经衰弱。1962年5月底，因病注射青霉素后全身发麻，肌肤犹如针刺，心悸，胸闷，呼吸不畅，头胀且痛，咽头梗塞，自觉口鼻有热气上冲，心神不宁，胃纳不佳，全身软弱无力，服维生素 B_1、B_6、葡萄糖粉，亦有同样感觉。故收入病房治疗，入院时诊断①青霉素过敏，②维生素 B_1、B_6 过敏，③神经官能症，④体弱待查。住院检查，X 线胸片正常，食道钡餐检查正常，血、尿、大便常规检查正常，体检正常，神经系统正常。经西药、针灸、气功治疗未能改善症状。后请精神病院会诊，诊断为①焦虑性神经官能症；②早期精神分裂症。1962 年 6 月 27 日要求会诊，当时见患者面色㿠白无华，精神不振，检查其咽部两关及悬雍垂均有水晶肿现象，脉来软弱，舌苔薄腻，主诉症状同前，综合以上情况，断为心肝虚弱，宗气不足，虚阳上浮，气阴两亏之证，即以益阴养心悦脾为法，用白芍、丹皮、天麦冬、川百合、石斛、柏子仁、枣仁、茯苓神、焦於术、橘白络等，服药后尚适，但仍诉神思恍惚，胸闷气滞，夜寐不安，咽头梗塞不利，并怀疑咽部会有恶性病变。应先对其致病机转加以解释，然后再在原方中加甘杞子、夜交藤、莲子芯。三诊时胃纳稍振，头目昏眩稍减，汤剂仍宗原意外，再用移山参、焦於术、炙鸡金以六、三、一之比合成粉剂，每日二次，每次服 1.5 克以辅助之，在医院内连续会诊四次后，一般症状稳定，为了改换病者周围环境，遣散其思想起见，故建议出院，回家休养，继续门诊治疗；至 1962 年 8 月 28 日共诊十四次，服药 56 帖，已能恢复半天工作。在治疗过程中，出现症状很多，有时觉得夜分床帐摇晃，神思飘忽，有时诉说面部烘热如五角星放射光芒之状，或肌肤如蚁行，或牙龈边有溢血，白昼神疲欲睡，夜来却难于入寝，或梦境纷纭，咽痛梗塞不利，两目不能久视，思维不能集中，往往途遇熟人，竟愕然不能言其姓名。在处理方法上，则坚持原则，任其症状多端，用药却始终不离其本，总在益阴、平肝、益气健脾、养心安神、补益肝肾的治则中出入加减，药味以酸甘二端为主，最多用者为益阴的方面，如天麦冬、生白芍、北沙参、川石斛、川百合、制黄精、肥玉竹、制首乌之类，其次为养心安神，用枣仁、柏子仁、茯神、夜交藤，益气健脾，用参、术、怀山药等，补益肝肾，用山萸肉、五味子等；而且在每次处方中均用生白芍，因白芍苦酸微寒，能敛阴抑木，养血柔肝，既能缓肝之气，又能泻肝之急，对这种气阴两亏的虚阳上浮之症最为适宜，经过如此调理之后，逐渐由半天工作恢复至全天工作，基本已告痊愈。

3. 慢性疾病非一朝一夕所得，因此决非一汤一药所能治愈，如果孟浪攻补，则反添周折，故只能缓图，不可急于求功；至若虚中夹实者，如欲攻其实，则攻中必兼扶正，使邪去而不伤正。一般培补方中，亦要参以疏通，使补而不滞，滋而不腻；其它如阳亢者不纯用潜降，有热者不单使苦寒，除湿不过燥，理气不耗气，都可作为培补之要则。此外，长期服煎药，往往影响胃口，除一些脾胃过于虚弱不能服用丸剂者外，一般在症状减轻之后，可以用丸剂、粉剂缓缓图功。例如患者赵某，女，40岁，干部。1961年初发现浮肿，时轻时重，至10月份在医院中检查为肝肿大（肋下三指半。肝功能正常。超声波检查为Ⅱ级微波）。二年来胸次满闷，脘腹作胀，胁肋掣痛，半天工作尚感肢体软弱无力，迭经治疗，效果不显。晨起面浮，入晚足肿，胃纳不佳，大便干溏不一，常有低热，于 1963 年 6 月 16 日来门诊，患者面色萎黄不泽，略带虚浮，自诉腹部胀气，泛泛欲吐，诊脉弦滑，重按不足，舌苔淡薄。断为肝气郁结，脾气虚弱，与柔肝理气悦脾培本，用生白芍、佛手花、制香附、青橘叶、广郁金、制首乌、肥玉竹、太子参、焦於术、怀山药、紫丹参。二诊时胁次稍舒，惟食后尚感胀闷，因感受外邪，头疼形寒发热，故在原方中加荆芥、前胡、苏梗以疏邪。三诊时，感冒已愈，上方去荆芥、前胡，加炒枳壳。四诊时肝区隐痛胸胁气滞已轻减，再于原方中加玫瑰花、桑麻丸。五诊时精神好转，肠胃亦调和，仍服原方。此后病情日见轻减，仅在劳累之后见胁痛隐隐，惟少事休息即可消失。再至医院检查，肝肿已见消退，肋下仅半指，7 月 19 日六诊后，已恢复全天工作，与参术粉巩固疗效。至 12 月初进行随访，精神身体已康复正常。

4. 慢性病患者，由于长期困于病痛，心情多有苦闷或种种顾虑，故医生对病者的态度要诚恳，要有同情心，而且要善于开导，初诊时应该说明致病的原因与机转，然后再介绍服药与摄生的方法，根据患者的具体情况，有意识地解除其不必要的顾虑，加强其治疗信心，再嘱其要摄养得宜，疗效即可巩固。

以上几点及所举病例，仅为个人在诊治中的点滴体会，主要是从疾病本质进行辨证施治，重视病人的情绪，既用药物，以改善病者的症状、体征，并安定其情绪，增强其治疗信心，则病自可日渐轻减而达到痊愈。

慢性肝炎治疗三法

近几年来，慢性肝炎的患者颇多，其所以之多，概因经年累月迁延不愈之故，以致临床至为常见。患者以右胁作胀或抽掣作痛，脘腹满闷，胃纳不馨，食后作胀，神疲脚软乏力，不耐烦劳等为主要症状。少数病人常兼有低热，女病人又可见月经不调等。舌质红或正常，舌苔淡薄或薄腻，脉象多见细或弦细，或重按无力。其病机责在肝脾肾三经。盖肝主疏泄，性喜条达，郁而不畅，则胁肋胀痛；若肝气遏郁日久，气壅横逆，又可累及于脾；且相火寄于肝肾，木郁则易化热、化火，进而耗伤阴血。故在治疗时，辨证求因，采取疏肝理气、培土抑木、滋水涵木三法进行施治，往往取得较好疗效。现分述于下：

1. 疏肝理气　即用调理气机的药物以达到疏肝之目的。适用于右胁肋胀痛或掣痛，脘腹饱闷作胀等肝气失疏的症候。疏肝理气之品，药性有峻有缓。由于肝病日久，虽则气滞属实，但又兼有正虚，故破气导滞如青皮之属当属忌用。辛燥化火每易伤阴如木香、吴萸等药，亦须慎用。若柴胡、佛手花、广郁金、制香附、麸炒枳壳、陈香橼皮、玫瑰花、野蔷薇花、春砂花等芳香轻宣、疏肝理气之品，则疏散而不伤正，洵为佳品。

2. 培土抑木　即用培土悦脾的药物以抑制肝气的横逆。适用于胁肋掣痛或作胀减轻，胃纳不馨、口淡乏味、神疲、脚软等脾虚不足的证候。肝强脾弱，则受侮不已。培补脾胃，使不被肝气所乘，是属要法。但健脾不宜燥烈滋腻，燥烈则易伤阴，滋腻则易碍脾，如川朴、苍术、党参、黄芪之属皆是。若选用孩儿参、土炒白术、白茯苓、扁豆衣、怀山药、川朴花、采云曲等药，则性属平和，健脾而不燥不腻，殊能有益而无弊。

3. 滋水涵木　即用滋益肾阴的药物以涵养肝木。适用于头晕目花、口干、少寐等肝阳亢而肝肾之阴不足的证候。但是，滋养肾阴，每多滞腻，有碍胃滞脾之弊，如熟地、龟板、阿胶等药，虽滋养有功，然于此则殊非佳品，故临床应用，当以滞而不腻之制首乌、肥玉竹、甘杞子、女贞子、五味子、墨旱莲草、山萸肉等为宜。

以上三法，临床上应视具体病情适当配合应用，如肝脾同病，应理气悦脾疏肝诸法合用，可宗逍遥散组方之义；肝肾同病者，当理气与滋肾二法同用，可宗一贯煎组方为法。

慢性肝炎患者，由于病程较长，正气多虚，故活血破瘀之品当在禁忌之例。即使伴有肝脏肿大，辨证属于肝气郁结，以致血瘀凝结者，应当根据“气为血之帅”“气行则血行”之理，选用理气疏肝之药，往往亦能取效。如一赵姓患者，原有肝脏肿大三指，经用理气疏肝悦脾药物调治后，肝肿缩小到一指，即是佐证。若必须应用，亦应选用性质平和之品，并作适当配伍，方为适宜。

另外，肝病经过调治后，病情虽已基本痊愈，但是工作劳累或情绪郁抑之时，往往还会出现右胁不适、胃纳不佳等症。如见胁肋隐痛，可用紫丹参、参三七，以三比一剂量，共研成粉剂，日服2次，每次1.5克，温开水调服。此二药不燥不腻，有活血止痛之功，对改善胁痛和肝脏肿大有一定作用。若胃纳欠佳，则又可用移山参、焦白术、炙鸡金，以四、二、一之比，共研成散剂，日服2次，每次1.5克，可以益气悦脾，增加食欲。通过临床观察，确有一定效果。

喉科几种常用中药的应用

在临床各科用药方面,有很多药物属于专用之品,如"疮家圣药"、"治疡要药"、"女科主帅"等,喉科疾病亦有不少专用之品,诸如薄荷、牛蒡子、桔梗、山豆根、射干、挂金灯、玄参、僵蚕、藏青果、马勃、一见喜等不下数十种。这些药物虽然均可用治喉科病症,然而其药性各不相同,临床上必须根据具体病症,适当选用,方能克厥其功,药到病除。兹根据其性能,略举如下:

1. 疏散风热而利咽喉　主要适用于外感风热、咽喉红痛等症。如薄荷、牛蒡子、马勃等药。其中薄荷性味辛凉,疏风发汗力强,专用于风热咽痛,表热无汗之症;且性凉利咽,对于咽喉觉有灼热,不仅可以内服,且可研粉入柳花散中作吹喉之用。惟含芳香性挥发油特浓,不宜久煎,必须后下。牛蒡子药性辛苦而寒,既能宣散风热,又能清热解毒,凡风热、邪火炽盛者皆可配用;且有化痰之功,对痰热咽痛者亦甚适宜;而又为滑利之药,大便艰难者固属佳品,脾虚泄泻则应慎用。马勃苦辛而凉,既能发散风邪,兼有清热之功,但轻宣之品,功力较弱,于风热咽痛轻症用之最宜,犹杀鸡不用牛刀,若过剂反致伤正,用之则无虞也。

2. 清热解毒而利咽喉　主要适用于热毒炽盛、咽喉肿痛等症。此类药又可分为清热利咽与消肿利咽两种。如苦甘草、板蓝根、一见喜、挂金灯等药均属前者,而山豆根、射干、土牛膝等品则属后者。其中尤以土牛膝清热消肿之功最为显著,对白喉之症亦有显著疗效,无论鲜者单用打烂搅汁或配入其他方药中其功均甚卓著。惟此品最宜用根,而近年来药肆竟用全草入药者，其效则不可同日而语矣。

3. 清化痰热而利咽喉　主要适用于痰热壅盛，咽喉肿痛之症。常用者如僵蚕、射干、牛蒡子、桔梗等品。僵蚕一药，既能祛风，又能化痰，且能消肿，无论急性、慢性各种喉症均可应用，尤为喉症危急中必用之品，故为喉科之要药，临床应用，每奏良效，殊不可多得之品。惜近年来货源不足，虽有僵蛹替代，其效果则须进一步观察。射干一药，清热消肿为主，故现常配山豆根或挂金灯应用，但亦有消痰之力，对痰涎壅盛之咽喉肿痛亦为适宜。桔梗一药，虽有化痰作用，可用于痰热咽痛之症，但其利咽之功较佳，应用极为广泛，无论风热初起、热毒炽盛以及阴虚火旺等症均可配合应用。

4. 滋阴降火而利咽喉　主要适用于阴虚火旺，咽喉红痛之症。如玄参即是。本品既能清热泻火，又能育阴降火，实证可用，阴虚火旺者尤恃为要药。但兼能滑肠，故脾虚便溏殊不适宜。且苦寒润降之品，切忌用之过早，尤以痰热之症，更须注意，以免反使痰热凝而不化，而致缠绵难愈。

上列数者，仅举其一斑，以示其应用之概况。临床上除选用此等专用药物外，还必须根据病情选用各种相应的通用之品，如发散药中之荆芥、防风、桑叶、菊花，清热药中之黄芩、金银花、连翘，化痰药中之地枯萝、制半夏、炒莱菔子，滋阴药中之生地、沙参、麦冬，乃至通腑之元明粉、大黄，活血之丹参、赤芍等品，均宜相应配合应用，庶能得收全功。

人指甲之鉴别与炮制

人指甲，古称“爪甲”。用于医疗上的记载，最早见于唐代《千金要方》。当时主要用于内服，后来由于临床经验的发展，在外科、喉科、眼科等外用药方面，亦多配制采用。

其性味甘咸无毒，具有拔毒、收敛、生肌之效。单味研末，以治耳疳（耳流黄水），或配伍其它药物以治咽喉碎烂之症（如成药锡类散中即有指甲配制），效果颇佳。

古时应用爪甲，往往指、趾不分，但根据临床应用，则以指甲为优。但药肆收购指甲时，往往有趾甲混杂其中，殊难识别。若用以下二法，真赝可以立辨。一以肉眼观察：指甲质薄，明净而轻，正反面相差无多；而趾甲则质厚，粗糙而重，细视之，分内外两层，内层更形粗糙，犹如角化之硬皮。一以鼻嗅其气味：在煅制时，手指甲有焦毛气味，足趾甲除毛发烧焦气味外，并另有一种秽臭之气，不堪入鼻。

指甲外用，多研粉以入散剂。但生者不易研粉，必须进行煅炙，而煅制之法，必须讲究。盖因指甲易为火燃，如直接用火煅制，往往易于焦枯而丧失药性，不堪入药。必须用淘净黄沙，置于锅内，先行炒热，然后将指甲倾入，不时拌炒，直至指甲色微黄而胀大发松时，即为煅成之候。此时取出候冷，筛去黄沙，既存其性，而又易于研细。

外用止血良药——狗脊毛

狗脊，为临床常用中药。其原药材之表面附有色呈金黄、柔润有光、松软如絮之绒毛，名为狗脊毛。在修治加工时，一般均作废品除去，不入药用。如《雷公炮炙论》说：“凡修治，火燎去须。”《本草纲目》：“去毛须用”。殊不知此药外用，乃为止血良药，用于创伤出血及外疡处理过程中大量出血，均有卓效。

1937年秋，一患者，50多岁，素体肥胖，背患疮痈，初起小如粟粒，擦破后即红肿而致腐溃，演为发背大症，溃烂及红肿面积上下竟达尺许，左右亦有5～6寸宽，脓头多若蜂窠，深度亦有半寸许。因其腐肉甚多，故为之手术剪除。手术中，突然疮口血出如注，可能为损伤血脉所致，亟应用压迫法、冷罨法、止血药粉等予以止血，均未能遏制。患者年逾半百，患此大疡，正气本已亏损，如再血出过多，势将更形不支。仓卒之间，偶思狗脊毛具有外用止血之效，药囊未备，遂嘱患者家属急去附近药店觅得两许，按于疮面出血之处。约10分钟许，血溢旋止，当时即予盖覆固定。次日复诊换药时，轻轻除去四边之附毛，仅留出血所在未敢擅动。2～3日后其毛脱落，出血部位亦自收敛。数周以后，其疮亦愈。

由上可见，狗脊毛外用止血卓有成效，可为外、伤科常备之品，以便不时之需。惟此品内有杂质，必须拣净，如能消毒后研粉应用，则更为理想。

轻粉、升药、降药的应用

轻粉、升药、降药三药均是以水银为主，经过升华提炼制成的丹药，虽均具剧毒之性，但是，为治疗外科病症的常用要药。

轻粉，为水银、食盐、胆矾经过升华后所结成的白色片形的晶体物。功能提脓拔毒，常用于疮疡已溃，脓毒不清的病症。如提脓丹即以轻粉为主药，配合其它各药而组成，在治疗痈疽疮疡溃破方面，确有良好的提脓拔毒功效。

升药，为水银、火硝、白矾、雄黄、朱砂、皂矾等经提炼升华而成的结晶体。结在外层而色红的为红升；内层色淡而黄的名黄升；底层的凝结物较老而硬，名升药底。红升、黄升功用相同，但红升力较强，黄升稍次之。功能提脓拔毒，祛腐生肌，适用于痈疽疮毒，溃后脓少，腐肉不脱，新肉难生，例如三仙丹即本品与煅石膏、冰片，以九与一之比的份量配制而成，通称为九一丹。如要加强提毒功能，以八与二之比的份量配制，名为八二丹。还可用桑皮纸或丝棉纸搓成长短不同的纸捻，蘸上药粉作溃疡引流之用。升药底，则常与雄黄、大枫子配用，以治疥癣，疗效颇佳。

降药，一称白降丹。由朱砂、雄黄、水银、硼砂、火硝、食盐、白矾、皂矾等提炼制成。功能拔毒祛腐，与升药近似，但提脓祛腐力更强，富有刺激性，能腐蚀肌肉，用量不宜过多，对久年顽疮及骨膜腐损形成漏管之症有显著疗效。如穿骨流注，疮口较小，窦道较深，脓液排泄不畅，或结成腐骨不脱，可用七线条插入疮疡腔道，拔出漏管，并使腐骨脱出（七线条制法：红升丹30克，白降丹30克，熟石膏18克，冰片1.5克，研极细末，用白及片适量加水煮烂，捣成糊状，将药粉和入拌匀如硬膏状，搓成线条，阴干备用）。

轻粉、升药、降药都有很强的刺激性，新制品不宜即用，必须贮存多年后使用，越陈则性越驯，而功力不逊，所谓陈久者良。

白蜡柿饼煎治久痢脱肛

余幼年体弱多病，8岁时曾患赤白痢甚剧，利下日夜数十行，诸药罔效，迁延40余日不愈，每登圊，则肛翻直肠下垂1～2寸，便后必用温水熏洗，然后以手将肠轻托，纳之使入，痛苦不堪，乃用民间验方治疗而愈。及余成年，辄闻先慈道及此一经过，因而记之。方用柿饼一只，重约15克，去蒂，置于锅内烘热，加白蜡一块，约3克许，烊化，煎至如荷包蛋状，乘热食之；每日食1～2只，如是旬日后，痢减，肠脱亦收，遂告痊愈。余从事医业数十年，偶遇久痢赤白治之不瘥者，辄采用此法处治，亦获良效。

考痢疾之因虽有多端，然总以湿热积滞为主。而久痢则又每兼气虚阴伤，法当化湿热而益气阴也。查白蜡①性甘淡，气味俱厚，能润脏腑，止泄痢，《本经》有“主治下利脓血，补中益气”，《别录》有“疗人泄澼后重”等记载，故古方调气饮②、胶蜡汤③等均用之以蜡为主药。柿性寒味甘且涩，以其甘能养阴，涩能收敛，寒能胜热，故有除热养阴、涩肠止痢之功。二者配合煎饼服用，使脏气清而阴血养，湿热除而痢自愈，其理旨在斯乎！

注：①白蜡：原名蜜蜡，即烊解蜂巢而成，其未经炼制而色黄者，即名黄蜡；经煎炼而成白色者，亦称白蜡。另有一种虫白蜡，产于四川，生于蜡树上，为一种蜡虫食其叶而结成之窠囊，质坚硬，其性能与峰蜡略有不同；此蜡用于外科以治溃疡，有生肌活血，润肤护膜作用。

②调气饮：治赤白痢。黄蜡三钱、阿胶三钱。右同熔化，入黄连末五钱，搅匀，分三次热服（见《古今图书集成·医部·滞下门》）。

③胶蜡汤：治热痢。蜡如二棋子大，阿胶（炒珠）

三钱、当归二钱半、黄连三钱、黄柏一钱、陈仓米半升。水三升，煮米至一升，去米入药，煎至一盅，温服（见《备急千金要方·妇人方中》）。

附：养阴法在五官科临床中的应用

养阴法，就是运用具有养阴生津作用的药物来滋养、补充人体阴液的一种治疗方法，为中医治疗学中重要的治则之一。它的应用范围很广泛，不仅用于温热病高热伤阴的病症，而且还用于内伤杂病的阴虚证候。几年来，我在跟随张赞臣老师临证学习过程中，看到张老运用养阴法治疗五官科疾病，取得了良好的效果。现在，仅就张老医师有关这方面的临床经验，并结合笔者的学习体会，初步介绍如下：

（一）养阴法在五官科上的意义

在中医学的理论体系中，伤阴阴虚是常见的病理变化之一。中医五官科亦不例外。但是翻阅历代的中医五官科的文献，除了在阐述白喉、喉痹疾病时，指出有阴虚证型外，其它各种五官科疾病则很少涉及。我在随从张老临证学习中深深体会到，不但白喉、喉痹具有阴虚的病机，而且亦是其它各种常见五官科疾患的重要类型之一。在五官科领域中，张老认为阴液不足的原因主要有下述两个方面：一是多因外感风热或暑势之邪侵袭人体后，易于化燥化火，伤阴耗液。诚如前人所说“温热为阳邪”和“阳盛伤人之阴”的道理。二是由于素体阴虚，或其它疾患迁延不愈，导致阴分不足者。因此，采用养阴生津的治则来进行治疗，可以起到补充机体阴液的耗损不足，进而使人体阴阳恢复平衡，以达到促进病愈的作用。由此可见，认清养阴法在五官科中所占的地位，对于提高中医治疗五官科疾患的疗效，具有一定的意义。

（二）治疗五官科疾病常用的养阴法

五官科疾病应用的养阴法，包括甘凉濡润、甘寒生津、咸寒增液、滋补肝肾等基本方法。但是，根据张老的临床经验，认为临床上的疾病是复杂多变的，因此在临证时又往往配合其它治法而用于五官科疾病的某一阶段中。它的应用绝不是呆板的、狭隘的，相反却是极为灵活的、广泛的。然而，在灵活广泛当中，又有它的基本规律。总之，应用这一治法，应该辨清证候，根据具体情况具体对待。兹选录张老治疗五官科疾病运用养阴法数例如下，以供参考：

1. 养阴泻火法　邪热伤阴的病症，在五官科上是很多见的。其临床表现为齿龈肿胀作痛，口舌干燥，喉核肿痛，咽部暗红色，间或呈紫红色，鼻衄、虚烦、小便短赤，舌红苔少，脉弦数或细数等。因此，采用养阴泻火之法来治疗。常用药物如玄参、知母、芦根、天花粉、石斛等。

病例一：潘某，男，43岁。1975年11月27日就诊。患者牙龈周围红肿，龈肉疼痛。舌淡红，脉弦滑。拟诊为“急性牙龈脓肿”。症由热毒内蕴，上逆牙龈而成。治宜养阴泻火之法。

玄参2.5克　肥知母9克　丹皮9克　胡黄连2.5克　金银花12克　黄芩9克　焦山栀9克　赤芍9克　鲜芦根30克　生甘草2.5克

上方服2剂后，龈肉红肿疼痛已减，再予上法继治二次而愈。

本病例系热毒伤阴为患，自当应用养阴泻火之剂。此即古人所谓“泻阳之有余，即所以补阴之不足”。对于邪热伤阴之证，张老认为，苦燥之药与养阴之品同用，反有润燥作用。这是张老辨证用药的巧妙之处，值得我们仔细体验。

2. 滋阴润下法　热结肠胃，郁火浮游于上，而成咽喉或鼻病者，应用这个治则，往往可以取效。因为邪热化火传里，燔灼脏腑阴液，上熏咽喉或鼻窍，除出现阴伤之证外，最突出的症状是大便隔日或数日一次，腹部胀满不适等，则宜用本法治疗。常用药物如生地、瓜蒌仁、火麻仁、玄参等。

病例二：钱某，女，25岁。患者鼻出血倒流至口咽部7天，经用维生素C、K和安络血等治疗，未见好转。1977年3月22日住入市某医院。鼻出血未止，伴有头晕作胀，鼻干。检视鼻中下甲充血，鼻中道无脓，鼻咽后壁有血下流至咽部，以右侧为明显。拟诊为“鼻后孔出血”。乃请张老诊治，按其脉来细弦，视其舌质红，苔根微黄。辨证为肺胃积热，上迫鼻窍。即予清热凉血养阴药物3剂。二诊时，鼻出血未见明显改善，大便干结，有低热（摄氏37.2℃～37.7℃）治用养阴通下法。于原方加入大麻仁9克，瓜蒌仁12克，服药后，大便一日一行，鼻衄即止。再调治7天痊愈出院。

本例鼻后孔出血患者，始用清热凉血养阴之剂，效果不应。复诊时，进一步了解到大便干结不通，得知病虽表现在上部，但因热结肠胃，郁火拂腾于上，肺与大肠相表里，肠胃热结不得外泄，鼻出血则不易停止，故治法上不专清热凉血养阴，加入火麻仁、瓜蒌仁润下通腑之品，使蕴结于肠胃之热从大便而去，上升鼻窍之郁火亦可随之减退乃至消失，鼻出血自能得到控制。此即古人所谓“病在上，治在下”的意思，故收到十分满意的效果。

3. 益气养阴法　本法是治疗气阴两虚的主要治则。其主要见证为头晕、倦怠乏力，口干不思饮，汗出咽干，气短，鼻衄，血色淡红，虚烦不眠，舌红而燥，苔薄，脉濡细或细软数等。故用本法治之。常用药物如沙参、女贞子、阿胶、生地、孩儿参等。

病例三：王某，女，65岁。因鼻腔反复大量出血一周，住入市某医院。入院时，鼻腔出血未止，面色苍白，乏力。检查：血红蛋白6克%；血压只有50/30毫米汞柱。即给予凡士林纱条填塞后鼻孔，并静滴血球，肌注安络血等。一周后，仍见左鼻孔出血，右中鼻道后端及下甲后端处滴血未止。1976年7月19日乃请张老诊治。就诊时，患者面色苍白，目睑肉无血色，两鼻孔出血量多。舌苔干燥前半焦黄，脉细弱，重按不鼓指。辨证为气阴两虚，血不能循经。治主益气养阴为法。

潞党参12克　鲜生地42克　丹皮12克　鲜石斛12克　蒲黄炒阿胶9克　墨旱莲12克　白茅根30克　仙鹤草12克　侧柏叶12克　紫珠草12克

服上方3剂后，鼻出血即止，舌苔干焦亦减，继用本法，方药稍事增损，调治10天，痊愈出院。1978年5月2日信访：患者出院后，鼻出血未见复发。

本例最突出的证候是鼻腔大量出血，面色苍白，舌干焦，脉细弱，辨证为气阴同病，因此治疗上不纯用寒凉摄血之品，而主甘凉滋润，冀期气阴得复而鼻衄自已。

4. 养阴柔肝法　根据古人认识，肝肾同源，亦即乙癸同源，凡肾阴不足者，每见肝阴亦虚或肝阳上亢，往往引起头晕目花、耳鸣，情绪易于激动，腰酸，口舌干燥，或潮热盗汗，脚软等证候。本法便是针对这种病症而设的。常用药物如女贞子、白芍、穞豆衣、甘杞子、制首乌、龟板等。

病例四：许某，女，30 岁。1958 年患头晕目眩，其后发作次数渐频，经某医院检查，诊为“耳源性眩晕”。最近眩晕更甚，不能乘坐电车和观看电影，两目不敢张开视物，左耳常如蝉鸣，记忆力减退，情绪每易激动，夜不安寐。腰酸，右胁隐痛。脉左弦细，右缓弱，尺部力不足。症由肾阴不足，不能滋养肝木而成。治与养阴柔肝法。

生白芍9克　制首乌9克　穞豆衣6克　甘杞子4.5克　沙苑子9克　山萸肉4.5克　明天麻3克　川断肉9克　熟女贞9克　制狗脊9克　广郁金4.5克。

上方一日一剂，按原方随证加减，至五诊时，患者头晕耳鸣大有好转，饮食渐增，睡眠亦甜，惟精神尚感疲惫，右胁肋有时有隐痛，于原方少佐理气之品，服药7 剂，以资巩固。

本例患者眩晕发作次数渐频，耳鸣，脉左细弦，右缓弱，尺部力不足。脉症合参，由肾阴不足，肝阳上亢而致病，在临床中较为多见。张老用山萸肉、制首乌、女贞子、穞豆衣、川断、沙苑等滋阴柔肝，使肾阴渐复而肝阳渐降，眩晕、耳鸣失眠等症得以向愈。

5. 养阴生津法　本法是治疗阴液亏损证候的一种

主要法则，在临床上应用很广泛。一般五官科阴液亏损病证到了严重阶段，往往出现口鼻干燥，咽部无津液，吞咽困难，汗出，虚烦，低热缠绵不退，两耳失聪，大便干结如粟，舌质红绛苔干剥，脉细弦或细弱带数等症。故用甘寒润燥生津增液的药物来治疗，常用药物如生地、白芍、沙参、天冬、麦冬、玉竹、石斛、茅根等。

病例五：冯某，女，34岁。患者于1958年6月始感右鼻阻塞，分泌粘液带血，且有腥气，继则右颈部淋巴结肿大，经某医院检查，诊断为“鼻咽淋巴上皮癌”，用深度X射线和^{60}钴放射治疗后，症状与体征均有所改善。至1961年11月，又发现左侧鼻咽中部有一米粒大小的肿块，但无痛感，即至某医院作病理切片检查，证实为“鼻咽未分化癌”，采用^{60}钴放射治疗40次。1963年11月22日请张老治疗。当时病人自觉左侧头痛波及后脑，有时面部烘热汗出，咽喉干燥无津液，半流质食物吞咽困难，大便干结如粟。检视左侧欧氏管上部有一肿块隆起。左侧喉核（扁桃体）肿胀散漫，形如核桃，色红质坚，右人迎部亦有一肿块。舌质红，苔干剥，无津液，左脉细弱无力，右脉细弦。辨证为阴液亏损，津液不能上承所致。治宜内外兼施。

珠儿参9克　川石斛9克　肥玉竹9克　天麦冬各6克　制首乌12克　桑椹子9克　生白芍6克　土炒白术4.5克　野蔷薇花3克　另用喉科牛黄散（川连、生黄柏、薄荷叶、飞雄黄、西瓜霜、西月石、冰片、犀黄等药，研细末）吹入咽部，每天3～4次。又用芙蓉软膏（芙蓉叶、赤小豆粉、炒陈小粉等共研细末，加黄凡士林适量，调成软膏）外敷右人迎部，一日一换。

经用上药内服外治连续5天后，头痛轻减，大便干结转润而通畅。其后，外用药同前，内服药根据病情加入淡竹叶、天花粉、瓜蒌皮、玄参等，继续调治，至九诊时（12月1日），咽部干燥，喉核及人迎部肿块消失，但人迎部尚感作痒，故改用青橄榄5只、白萝卜30克煎汤常服，继续观察。

本例主要的症状是咽喉干燥，吞咽困难，烘热、左侧喉核（扁桃体）有一肿块如核桃大，右侧人迎部也有一肿块，舌质红无津，通过辨证，认为根本问题是由阴虚津液耗损所致，所以采用内服外治方法治疗，内服药注重滋阴生津增液，获得较好的疗效。可见此法可以提高临床治疗效果、且能弥补放疗治疗本病的不足。

（三）几点学习体会

我在跟随张老临证学习过程中，对其运用养阴法治疗五官科疾病有以下几点体会：

1. 养阴法在五官科不同疾病中的应用

上述数例病案在其发病过程中都存在着某些共同的病理特点和临床特征。其病理特点为伤阴阴虚，临床特征可分为二种：一种是以阴虚为主的症状，如见咽干鼻燥、烘热、头晕、鼻衄、耳鸣、舌红无津、脉细数等症；另一种则是某些疾病挟有伤阴症征，如见咽干口燥、咽底壁暗红色、大便干结、小便短少、舌红苔薄，脉细弦或细数等症。而其中咽干、舌质红或绛无津，脉细数或细弦带数等则是这些阴虚证型最重要的依据。张老就是抓住了这些共同的特征来用养阴法的。这也是中医“异病同治”的理论在五官科中的具体应用。

2. 养阴法在五官科疾病发展的不同阶段中的应用

各种五官科阴虚证型使用养阴法，应根据疾病发展的不同阶段而作不同的处理，方能取得较好疗效。例如有一右侧扁桃体未分化癌患者，在用^{60}钴和西药治疗的同时，还请张老诊治。当时病人右侧喉核（扁桃体）肿块质硬胀痛，吞咽困难，大便干结难解，说明火毒的指征是十分明显的，清热解毒消肿药物当为首选，但三周后，又出现口唇及咽喉干燥作痛，舌尖舌中均有裂纹和刺点，示病已有伤阴症象，这时则以养阴泻火法兼施。而在其恢复阶段，拟用甘寒养阴法而巩固疗效。这就是张老“药随证转”、恰当地使用养阴法的经验所在。

3. 养阴法与其它治则相配而用

养阴法是针对阴虚证型而设的，但由于疾病的发生发展过程是比较复杂的，所以在临床上对本法不能孤立地应用，而要联系到各种症征，进行辨证分析，结合其它治则来协同使用。如病例二鼻后孔出血，主症为头晕，鼻干出血，舌质红，苔微黄，脉细弦，显示肺胃积热，用清热养阴法治疗，鼻出血未止，后来进一步了解到大便干结不通，张老认为系胃肠积热不得外泄之故，于原方加入通腑之品，鼻衄则自已。这就说明对于养阴法在五官科疾病上的应用，不仅要注意其本身所具有的矛盾共性和个性的相互关系，而且也必须注意它与其它治则之间的相互关系。只有这样，才能更好地发挥其相辅相成的作用。

4. 张老对养阴药的具体应用

张老认为，五官科疾病的伤阴症状，多表现在肺胃两经，治疗当以甘寒生津、滋养胃阴为主，常用珠儿参、南北沙参、天冬、麦冬、玉竹、石斛、天花粉、芦根等中药。清代温病学家吴鞠通说:“燥伤胃阴与燥伤肺阴同法，所谓救胃即所以救肺也，故用药无甚大异。”不过，根据张老的临床经验。润肺之品宜选取其轻清药，如沙参、玉竹等；养胃药引以稍重者，如麦冬、天花粉等。此外，张老还认为，麦冬性寒，用于阴虚脾弱而出现大便稀溏者，应与元米同炒，则可减少其寒润之性，又能养胃悦脾而无呆胃伤中之弊。再如玄参性寒滑利，对于阴虚脾寒而见大便溏薄者不但要慎用，而且对于急性喉症病人也不宜早用，以免使痰热蕴结不化，须待其痰化之后，方可用之。总之，对于五官科阴虚证型患者，张老用药总在甘寒清润、酸甘敛阴、养阴生津、平补肝肾的范围，以缓缓图功。张老常引用前人的话说:“欲解其热火者，先滋其干，不可纯用苦寒，服之反燥甚，而宜适当配以甘寒”。这句话是值得我们注意的。

5. 使用养阴法时应注意的问题

由上述可知，养阴法固然是治疗五官科疾病的一个重要治则，也是张老学术思想的一个重要组成部分，学习和运用养阴法，对于全面掌握和继承张老的医疗经验，有其一定的意义。但在临床运用时，必须注意这样两点：一是五官科疾病初起，邪热方兴未艾，或病程中邪热亢盛而阴液未伤者，不应早用滋腻育阴药物，以免滋助邪热，酿痰化浊。这时当以辛凉轻清或清热解毒为主，此即古人所谓“泻阳之有余，即所以补阴之不足”的道理。二是素体脾阳不足或痰火尚未伤阴者，也不可与滋阴之品，否则反会留邪为患，加重病情。

外治法在喉科临床中的应用

外治法，是指直接作用于病变部位的一种治疗方法。它与内治法一样，应用范围极为广泛，老中医张赞臣教授在运用外治法，或与内服汤剂配合治疗咽喉病症方面，确有独到之处，为了继承总结这一宝贵的临床经验，现在初步整理介绍如下。

（一）外治法在喉科上的地位

喉科病症，大都具有红肿热痛，甚则化脓腐溃等症状。其发生和发展多与风热外袭、痰火上升等有关，因而，在治疗上如若仅用内服汤剂而不施外治法，则难速效。特别是当肿痛化脓，吞咽困难，呼吸不利时，采用外治法治疗，更能使之直达病所，起到清热利咽、排脓消肿的作用。清代徐大椿说："形体及九窍有形之病，实有邪气凝结之处，……必用外治之法，可以应手而愈。"由此可见，外治法便是治疗咽喉病症必不可少的行之有效的一种治法。

外治法在喉科上的应用，最早见于《内经》。其后历代医家对外治法治疗咽喉疾病的重要性不但有着深刻的认识，而且还用于临床。《咽喉脉证通论》在叙述对咽喉病的治疗时，指出其病轻者主重外治法，病重者则以内服法与外治兼施。此外，如《尤氏喉科秘书》、《重楼玉钥》、《焦氏喉科枕秘》和《喉痧证治要略》等医籍均载有外治法，其种类有针灸、手术、吹喉药、漱口药、外敷和火烙等，这充分体现了古代医家对于外治法在喉科上的运用是十分重视的。宋代医学家窦材在所著的《扁鹊心书》中，还提出了用切开引流法治疗喉痈（扁桃体周围脓肿）。

张老在长期的临床中，创立了不少外治药用于治疗各种咽喉病症，有时则以外科手术治疗喉痈，以弥补内服药功效之不足。诚如清·吴师机所说："外治可与内治并行，而能补内治之不及"的道理。据初步统计，张老用吹喉药治疗急慢性咽喉病者占100%，含漱法约占18%，敷贴法占6%，手术引流法占2%左右。通过临床观察，疗效显著。

（二）外治法在喉科的具体应用

喉科疾病应用的外治法，主要有药物外治法和手术引流法两种。张老通过长期观察，认为临床上的疾病是复杂多变的。因此，外治法的应用，也同内治法一样，务须进行辨证论治，根据疾病的不同阶段和证候选用不同的方药剂型和不同的外治法，方能达到预期的疗效。兹选择张老治疗咽喉疾病常用的外治法简介于后。

药物外治法：本法大致可分为含漱法、吹入法和敷贴法等三类。

1. 含漱法

是将药物煎成水剂，冷却后含在口中片刻，再漱涤后吐出，病轻者1天3、4次，病重者1天5、6次，以起到清热祛痰、清洁咽喉病变部位的作用。张老的验方如下。

银硼漱口液

效用：清热、祛痰、消肿，治咽喉红肿碎痛、喉间痰涎壅盛，也可防治白喉或白喉带菌者。

组成：金银花12克　生甘草5克　土牛膝根30克　薄荷叶5克　硼砂6克

按：方中用金银花、硼砂为主药，其作用有二：一者在清热解毒方面，以金银花为主，配生甘草、土牛膝根清热解毒，佐以薄荷，更加强了它的利咽功能；二者在祛腐方面，则用硼砂以达到其效能。由于土牛膝根是防治喉症要药，故可消除粘涎浊痰，减轻咽部阻塞。

2. 吹入法

是将药物研成极细末，取少量用喷药器吹入喉部患处，每天5～6次，以收清热消肿、祛腐利咽之功。本法应用范围较广，凡咽喉红肿热痛和腐溃者均可适用。

（1）上品冰硼散

效用：清热解毒、祛腐利咽。治喉痈、喉风和乳蛾等症。

组成：风化硼砂9克　西瓜霜6克　飞朱砂2.5克　煅石膏（尿浸水飞）15克　海螵蛸（去硬壳）7.5克　冰片1.5克

按：本方由《外科正宗》冰硼散加减而成。原方中元明粉清热消肿之力不及西瓜霜，故弃去不用，伍入煅石膏、海螵蛸，其清利收敛作用较原方更胜一筹。但方中朱砂一味用量不宜过大，因其有刺激粘膜的副反应，故对于疮面无白腐凹陷者，务须慎用。

（2）加味柳花散

效用：清热解毒，祛腐收敛，治咽喉碎痛、口腔粘膜腐溃等症。

组成：飞青黛　生蒲黄　生黄柏　煅人中白各15克　硼砂7.5克　薄荷叶4.5克　冰片1克

按：青黛、黄柏清热解毒，人中白利咽，蒲黄疗口疮，硼砂祛腐收敛，加用薄荷有辛散风热、清利咽喉的功效。本方由《外科正宗》柳花散加减而成。原方有肉桂一味，因其性味偏于辛温，对于热毒引起的咽症不适宜，故除去不用。再者本方虽能治咽喉碎痛之症，单以用于口腔粘膜腐溃为主。

（3）珠黄吹口散

效用：清热解毒、涤痰利咽。治咽喉红肿，喉核（扁桃体）肿大。

组成：薄荷　煅石膏（尿浸水飞）水飞人中白　西瓜霜　硼砂　珍珠粉　天竺黄各3克　川连　生甘草　飞青黛　冰片各2克　犀黄0.6克

按：方中用犀黄、珍珠粉、西瓜霜、人中白能清热解毒为利咽要药，配煅石膏、青黛、川连、生甘草清热泻火，更有薄荷辛凉开咽，天竺黄、硼砂清热豁痰，故对热毒炽盛、痰涎壅滞的咽喉重症疗效显著。

（4）喉科牛黄散

效用：清热解毒、消肿祛腐。治乳蛾、喉核红肿或白腐不脱、喉痧、白喉等病症。

组成：犀黄　薄荷　黄连　生黄柏各6克　飞雄黄　西瓜霜　硼砂　冰片各1.5克。

按：方用犀黄清热解毒为主药，佐以黄连、清柏、雄黄，则清热解毒之功更为增强；又用薄荷、西瓜霜利咽消散，硼砂祛腐，所以对咽喉肿痛有效。

3. 敷贴法

是将膏药按局部红肿大小，摊于纱布上，外敷患处，每天换药一次。而起到清热消炎退肿的治疗目的。

芙蓉软膏

效用：清热消散。治咽喉脓肿引起颈项皮肤鲜红漫肿作胀疼痛者。

组成：芙蓉叶500克　赤豆粉　陈小粉各60克　（炒焦黄）　上药共研细末，过筛，加入黄凡士林（约五与一之比，即黄凡士林五份，药末一份），调匀即得。

按：上述三味药都能清热消肿，是消散阳性痈肿常用的外治药。陈小粉即小麦麸洗制面筋后澄淀的淀粉一收根足。

4. 引流法

本法在咽喉病的治疗中也是一种重要的外治法。咽喉痈肿化脓内服汤剂见效缓慢，甚至无效者宜施用之。

主治：喉痈脓熟之患者。

用法：以消毒三棱针或小刀尖刺破患处使脓液从外而泄，可缩短疗程，减轻患者的病痛。

（三）病案举例

例一：顾姓，男，54岁。咽喉红肿作痛，吞咽不利，喉头痰粘如堵，已历三天。脉滑，舌质红，苔腻。检查：咽部充血，会厌舌面红肿明显，左软腭充血肿胀。证属痰热逗留肺胃，而成喉风。外用上品冰硼散吹入喉部患处。十三天后，检视会厌及软腭肿胀充血全部消退而愈。

例二：蒋姓，男，45岁。住院号：290895。近三个月来咽部常有梗塞感，但吞咽无困难，一天来吞咽作痛，不能进食。住院检视会厌、舌面红肿，偏左侧有乳白色黄豆大小的囊肿，表面充血，全身无特殊发现。脉象弦滑，舌质红苔薄。乃由痰热阻肺，气火上升所致。外治用银硼漱口液漱口。三诊时，咽痛已除，会厌红肿全部消退，但囊肿未消，在局麻下用手术摘除之。

例三：陈姓，男，32岁，干部。门诊号：936。素有喉痛史，每因劳累辄易发作。就诊时，形寒发热（体温38℃），头痛以前额为甚，咽喉干燥作痛，声音嘶哑，痰多粘腻，胸闷。大便五天未解，小便色赤。脉滑数，舌苔根腻。右咽关红肿高突，延及颈部。精神疲乏，面红目赤。证由痰热内蕴，夹肝胃之火上升而成。此属喉痈，症情颇重，一面以喉科牛黄散吹入喉部患处，一面用银硼漱口液含漱；又因颈部红肿，故以芙蓉软膏敷之。连续二诊，诸症悉除。

例四：沈姓，女，30岁，工人。门诊号：31582。左咽关红肿，痛引耳窍，左颌下亦有肿核，伴发热头痛，痰多粘腻，吞咽不利，时历一周，脉左细数，右滑数，舌苔腻。乃胃火上升，痰热内阻，而为喉痈之痰。治用珠黄青吹口散吹入喉部患处，并以银硼漱口液漱口。三诊时，患者左喉痈酿脓已熟，用消毒银针刺破之，流出脓液甚多。前后共诊四次，咽痛明显好转，咽关肿胀消退，左颌下肿核也无压痛。

（四）讨论和体会

1. 辨证地使用外治法

清·吴师机在《理瀹骈文》中说："外治必如内治者，先求其本。本者何？明阴阳，识脏腑。"外治法在喉科上的应用，也同样如此。张老认为，咽喉局部病变情况，是其病情的真实反映。所以临证时，务须详察患者咽喉色泽变化、肿势和分泌物等表现，探求其病因病机，以辨别病性之虚实和病程之久暂，从而选择适当的外治法进行治疗。例如上述顾、蒋两案，虽同患喉风，但由局部病变略有殊异，因而外治药互有出入。顾姓会厌和软腭肿胀作痛，故用上品冰硼散吹喉，促使肿胀消退而痛止。蒋姓会厌部有乳白色黄豆大的囊肿，则以银硼漱口液漱口，以清热祛腐。二诊时，因囊肿未消，防其发展而堵塞咽喉，造成窒息，所以用手术摘除。这样对具体情况作具体分析，施用不同的外治法，针对性强，因而疗效显著。

2. 重视外治药的配制

外治药配制得当与否，与疗效有着密切的关系。张老认为，咽喉粘膜娇嫩，所以外治药必须精选性质较为平和之品，忌用烈性之药，以免刺激局部或造成腐溃，增加治疗上的困难；药物也要注意炮制，如石膏经火煅不但其清热泻火之功不变，而且又加强了收敛的作用。药物的研制也应到候，即达到“点舌化水”的程度，使咽喉粘膜易于吸收，而无刺激及其它不良反应。否则，不仅不能发挥其治疗作用，而且反会引起副作用。临证时，不可不注意。

3. 使用吹喉药时的宜忌

吹喉药对于咽喉疾病有着“初起者消之，疼痛者止之，溃烂者敛之”的治疗作用，但应用时应注意下述几点：①吹喉药在咽喉内不易保留，故需多次施药方能奏效；②吹药时，喷药器的斜口不宜正对悬雍垂，以免发生咳呛，影响疗效；③吹喉药要均匀地撒布在局部患处及其周围，不要凝结成团，以达到治疗目的。

4. 辨别咽喉脓熟与否的标志

咽喉脓熟而不自溃时，宜急予切开排脓，但切开排脓也应掌握时机，过早则徒泄气血；过迟则肉腐益深，皆不易愈。如《薛氏医案》中说：“疮疡用针，当辨生熟、深浅……若脓生而即针，则徒泄其气血，而脓反难成；若脓熟而不针，则腐溃益深，疮口难敛：若脓深而针浅，则内脓不得外出，血反泄之；若脓浅而针深，则内脓虽出，良肉反伤。”诊断喉痈（扁桃体周围脓肿）化脓是否成熟，主要有二个标志：一是外观局部有红肿光亮之象；二是用压舌板按之软而不硬者，这才是脓熟之候，可以及时切开引流排脓。

5. 适当配服汤剂

咽喉病症的发生、发展以及预后，均与机体功能有密切关系。张老常说：“咽喉病虽为局部病变，但其病必本于内，知乎内以求乎外。”全身情况的变化必然会直接或间接地影响局部病变，所以，在施用外治法治疗的同时，还须遵循“治病必求于本”的原则，针对病因病机，适当地配用内服汤剂，调整阴阳，恢复生机，以巩固疗效。

验方部分

外用方

一、治疗痈疽者

（一）消散类

1. 适用于阳证者

（1）芙蓉散

功能：清热消散。

适应证：阳性痈疡，红肿热痛者。

方药组成：芙蓉叶 500 克　赤豆粉 60 克　陈小粉 60 克（炒焦黄）

制法：共研细末，过筛。

用法：用茶叶汁、蜂蜜适量，调成糊状，敷于患处。敷时须稍厚，上用消毒纱布覆盖，橡皮膏固定或绷带包扎，每日换 1～2 次。

方解：本方芙蓉叶、赤豆粉、陈小粉都能清热消肿，是消散阳性痈肿常用的外用药。

附：芙蓉软膏

即芙蓉散加入黄石脂内（约 5∶1）调匀。功用、主治与芙蓉散同。摊于纱布上贴敷患处，每日换 1～2 次。

（2）金黄散

功能：清热解毒，退肿散结。

适应证：热疖，痈疽，火丹漆疮，肌肤赤肿，湿痰流注，无名肿痛等症。

方药组成：天花粉250克　陈皮30克　黄柏75克　姜黄75克　厚朴30克　甘草30克　大黄75克　白芷75克　苍术30克　南星30克

制法：上药先切成薄片，晒干（不宜用火烘），共研极细末，过筛，和匀。

用法：凡痈疽红肿热痛未成脓者，用茶清或蜂蜜调敷；如已酿脓者，改用葱汁、蜂蜜调敷；如漫肿无头，皮色不变，则用葱汁、陈酒调敷。敷时须稍厚，上用纱布覆盖，橡皮膏固定或绷带包扎，每日换2～3次。

方解：本方用大黄、黄柏、天花粉清热解毒；苍术、白芷、川朴、陈皮、姜黄、南星退肿散结，诸药合用，阳证可消，阴证能散，所以临床应用较为广泛。

附：金黄软膏

金黄散加入黄石脂内（约5:1），调匀。功用、主治与金黄散同。摊于纱布上贴患处，每日换1～2次。

（3）铁箍散

功能：清热消散镇痛。

适应证：痰火结块，痈疡红肿热痛者。

方药组成：白及30克　白蔹30克　黄柏60克　山豆根15克　连翘15克　黄芩15克　制乳香15克　制没药15克　生川乌18克　地骨皮21克　射干9克

制法：先将各药各别研极细末，按用量配在一起，和匀。

用法：用茶汁、蜂蜜调敷患处。如外疡肿胀散蔓之症，可用陈酒调敷。

方解：本方芩、柏、翘、蔹、地骨皮、射干、山豆根等都有清热作用，乳、没既能消散，又可止痛，川乌温散之力甚强，且有镇痛作用，加白及协助消肿，主要用于痰火结块或痈疡红肿热痛的病症。

（4） 硇砂散

功能：软坚消肿。

适应证：阳证疮疡，初起块坚疼痛的病症。

方药组成：硇砂 15 克　朴硝 6 克　樟脑 1.5 克　明矾 4.5 克　银朱 9 克　朱砂 4.5 克　梅片 1.5 克

制法：除梅片外，先将上药共研细末过筛后，再加入梅片研匀。

用法：上药置膏药中贴患处。

方解：本方硇砂、朴硝、银朱都有较强的软坚消散功能，配以樟脑、冰片香窜，更助其散结之功，为疡证初起结块坚痛的外用药。

说明：①此散中硇砂、朴硝两药受潮或受热后易引起烊化，故此散制成后，宜贮于瓶中封固，不可受潮或泄气，以免药效减弱。

②此药散结力强，而清热毒之功较弱，如与阳证大发散同用，可治痈疡红肿结块之症。

（5） 三黄散

功能：清热消肿。

适应证：痈毒结块红肿及疔毒走黄者。

方药组成：生大黄 9 克　藤黄 9 克　雄黄 9 克

制法：共研细末。

用法：置膏药中贴患处。若治疔疮走黄，用冷水调敷。

方解：本方大黄清热解毒，祛瘀消肿，又配雄黄解毒，藤黄消散，以助大黄之功，所以可用于痈疡红肿以及疔疮走黄的病症。

说明：疔毒走黄，需配合内服煎剂如黄连解毒汤等方。

（6）五黄散

功能：清热消散软坚。

适应证：痈疽肿胀根坚，皮色微红。

方药组成：生大黄 9 克　藤黄 9 克　雄黄 9 克　硫黄 6 克　犀黄 1.5 克

制法：共研细末，过筛。

用法：麻油调敷患处。

方解：本方为三黄散加犀黄、硫黄所组成，在清热软坚作用方面有了加强。

（7）藤朱散

功能：清热消散。

适应证：痈疽、疔疮红肿散漫者。

方药组成：生大黄 9 克　银朱 9 克　火硝 4.5 克　藤黄 4.5 克　麝香 1 克　三梅片 1.5 克

制法：先将大黄研细，和入银朱、火硝、藤黄共研细末，过筛后，再加入麝香、冰片研匀。

用法：置膏药中贴患处。

方解：本方由三黄散去雄黄，加麝香、冰片、火硝、银朱等辛窜活血、攻坚消散的药物，清热消散的功效更有加强。

（8）银藤散

功能：软坚消肿。

适应证：疮疡头糜，根脚坚硬，皮肤红肿，正在酿脓者。

方药组成：银朱9克　藤黄15克　飞人中白30克　石膏（尿浸水飞）30克　雄黄15克　三梅片3克

制法：除梅片外，先将藤黄、雄黄分别研细，再和入四种药研细过筛，最后加入冰片研匀。

用法：放膏药中贴之，或外敷患处。

方解：本方银朱、藤黄、雄黄功能解毒消肿，配以石膏、人中白、三梅片清热以助消散，是它的主要作用。

说明：本方常用于疮疡肿胀面较大，头糜脓不出者，一方面以提脓丹掺于疮口，另用本品与黄凡士林或蜂蜜调敷于疮疡周围。

（9）消肿软坚散

功能：清热化痰，消肿软坚。

适应证：痰毒，发颐，颈疽，腋窝肿块等。

方药组成：芙蓉叶30克　生大黄30克　白蔹30克　生人中白30克　淡海藻15克　昆布15克　生半夏15克　生南星15克　制乳没各15克　五倍子30克　白及片30克　风化硝30克

制法：共研细末，过筛。

用法：用米醋或红茶汁、蜂蜜调敷患处。

方解：本方用芙蓉叶、生大黄、白蔹等清热消肿，昆布、海藻、半夏、南星等化痰散结，是两组主要药物。又配合乳、没活血，风化硝、白及消散，加强软坚散结消肿的功效。

（10）阳证铁箍散

功能：清热消肿。

适应证：痈疽，疔毒红肿散漫者。

方药组成：降香240克　生大黄1000克　乳香120克

没药120克　赤豆1500克　生黄芩240克　木鳖子500克　生南星120克　山慈菇120克　陈小粉1000克（炒焦）　芙蓉叶240克

制法：共研细末，过筛。

用法：用茶汁、蜂蜜调敷。也可酌加米醋调敷。

方解：本方是芙蓉散和铁箍散加减配制而成。由于加用木鳖子、生南星、山慈菇的软坚消散，降香的活血消肿，对清热消散的作用有所加强，所以可用于疮疡红肿散漫的病症。

（11）阳证大发散

功能：软坚散结消肿。

适应证：痈疽结块，肿胀散漫。

方药组成：炙甲片6克　白及6克　姜黄6克　南星6克　樟脑6克　皂矾4.5克　青黛4.5克　火硝4.5克　冰片1克　麝香1克

制法：除麝香、冰片外，先将皂矾研细，再和入余药共研极细，过筛，最后加入冰片、麝香研匀。

方解：本方虽名阳证大发散，但清热药较少，所以并非以“红”、“热”作为应用的指征。方中麝香、冰片、樟脑都是香窜散结的药物，炙甲片、姜黄活血消肿，火硝能破坚散结，南星、白及、皂矾也都有消散作用，青黛清热，合而成方，主要功效在于软坚散结，用于痈疽结块坚硬肿胀的病症。

（12）红膏药

功能：破坚消散。

适应证：热疖、疔毒初起肿痛者。

方药组成：嫩松香1750克　老白樟脑620克　银朱180克

制法：先将松香、樟脑粗研或捣碎，置于陶钵中，隔水炖烊，加入银朱以竹棍调匀，用时再将膏炖烊以竹签摊油纸上，如铜钱大即得。

用法：贴于患处。

方解：本方三药都有消散疮肿作用，但主要用于疔疖等范围较小的病症，以初起肿痛者为宜。

2. 适用于阴证者

（13）四虎散

功能：温散寒湿，消散镇痛。

适应证：阴疽色白肿硬，皮坚，以及流痰结块，木痛抽掣等病症。

方药组成：生草乌9克　狼毒9克　生南星9克　生半夏9克

制法：共研极细末，过筛。

用法：置黑膏药内，贴于患处，或用陈醋、蜂蜜调成糊状，敷于患处。

方解：四种药物都能温散寒湿，消散镇痛，对寒湿阴疽或痰湿流注的阴证有良好作用。如半阴半阳之证可与阳证大发散配合应用，疗效较强。

说明：本方作用基本与阴证铁箍散相仿，但阴证铁箍散多用于肿胀面积较大的病症，须调成糊状外敷；而本品则常用于肿胀较小的病症，放膏药中外贴。

（14）四香散

功能：温通散结。

适应证：阴疽、流注、附骨疽、鹤膝风等皮色不变，漫肿酸痛的病证。

方药组成：甘松9克　山柰9克　北细辛9克　白芷9克

制法：共研细末，过筛。

用法：置清膏药中，贴患处。

方解：本方四药均辛温香窜之品，适用于阴疽肿胀的病症，以温散阴疽为其主要作用。

说明：①本方着重于香窜消散，然而以用于肿胀范围较小的病症为宜，宜置膏药中外贴患处。

②本方温散寒湿镇痛的力量均较小，故常与四虎散配合应用；亦可与丁桂散同用，对外疡阴证效力较大。

③此散与鸡蛋清调成糊状，对筋膜损伤及疮疡瘢痕不脱者也有一定疗效。

④如面积较大又须芳香走窜透达消散者，可选用阴证大发散。

（15）二黄星夏散

功能：温化痰湿，消肿散结。

适应证：痰疬、痰疽、流痰等病症。

方药组成：生半夏9克　生南星4.5克　明雄黄9克　藤黄4.5克

制法：共研细末，过筛。

用法：置膏药中，贴患处。

方解：本方半夏、南星温化痰湿，能化痰消肿；雄黄、藤黄也具有消肿功效，主要用于痰湿流注，肿而不坚的病症。

（16）蟾酥散

功能：温化痰湿，消肿散结。

适应证：阴疽流注，坚结肿痛。

方药组成：蟾酥4.5克　炙甲片6克　生草乌4.5克　北细辛4.5克　生南星4.5克　生川乌4.5克　牙皂4.5克　银朱15克　生半夏4.5克　雄黄9克　荜茇4.5克　苏叶4.5

克　麝香 1.5 克　梅片 1.5 克

制法：除麝香、梅片外，先将上药共研细末，过筛后，再加入麝香、梅片研匀。

用法：置膏药中，贴患处。

方解：本方二乌、星、夏温化痰湿，苏、辛、荜茇温化阴寒，蟾酥、雄黄、银朱解毒消散，麝香、炙甲片、牙皂、冰片走窜散结，四个部分合而为温化痰湿，消肿散结的外用药，对阴寒痰湿的阴疽有良好作用。

说明：此散与阴证大发散合用，可治阴疽；与阳证大发散合用，可治阳证疮疡。

（17）阴证铁箍散

功能：温散寒湿，消肿止痛。

适应证：寒湿凝滞，而致流注、阴疽、鹤膝风等漫肿疼痛的病症。

方药组成：北细辛 240 克　降香末 500 克　生川乌 240 克　官桂 240 克　生南星 120 克　生草乌 240 克　白芥子 120 克　生川椒 120 克　生半夏 120 克　炒陈小粉 1000 克

制法：共研细末，过筛。

用法：用葱白汁或陈酒、蜂蜜调成糊状，敷于患处，外用纱布覆盖，橡皮膏固定或纱布包扎，每日换药 1～2 次。

方解：本方除降香活血消肿、陈小粉散结作用外，其余各药都具有温散寒湿，消肿止痛的功效，适用于阴疽肿痛，以及流注、鹤膝风等病症。

（18）阴证大发散

功能：温散寒湿，活血消肿。

适应证：阴证疮疡皮色不变，肿胀酸痛，如流注、阴疽等病症。

方药组成：安南桂（去粗皮）4.5克　白附子6克　生草乌4.5克　生川乌4.5克　大蜈蚣3条　飞腰黄9克　银朱4.5克　公丁香4.5克　全蝎9克　北细辛2.4克　干姜4.5克　元寸香1.5克　三梅片1.5克

制法：除元寸香（即麝香）、梅片，先将蜈蚣、全蝎置于微火上焙黄研细，加入其他九种药共研极细，过筛，最后加入元寸香、梅片研匀。

用法：放在阳和膏中贴患处，每隔2～3天换药一次。

方解：本方主要功效是温散寒湿，消散阴证，和阴证铁箍散相仿。但是由于方中加用了麝香、冰片、丁香、肉桂、细辛等香窜散结，以及蜈蚣、全蝎等攻坚散结的药物，所以主要用于阴证肿胀等病症。

说明：此散用后，倘出现皮肤小丘疹作痒者，应暂停2～3天后，方能继续使用。

(19) 五虎大发散

功能：消散软坚。

适应证：阴证疮疡，板硬木痛，及发背、阴疽等病症。

方药组成：炙全虫3克　炙蜈蚣3克　背包蜒蝣3克　斑蝥（去头足与元米同炒）3克　蟾酥3克　腰黄9克　藤黄6克　银朱3克　乳香3克　生半夏3克　真血竭3克　炙甲片4.5克　麝香1.5克　梅片1.5克

制法：除麝香、冰片外，先将背包蜒蝣（即蜗牛）捣烂晒干，和入其他各药共研极细末，过筛后，再加入麝香、冰片研匀，瓷瓶收贮，勿令泄气。

用法：置膏药中，贴患处。

方解：本方在阴证大发散的基础上，又加用攻坚散结的甲片、斑蝥，解毒消散的雄黄、蟾酥、藤黄等药，在温散寒湿方面虽有所减弱。去生川乌、白附子，但在攻坚散结、走窜消散、解毒消肿等方面则有所加强，所以消散阴疽的作用较强，而对痰湿、流注的病症则作用较弱。

说明：此散用后，如局部皮肤出现小丘疹而瘙痒者，应停药2~3天后，方可继续使用。

(20) 中发散

功能：消肿散结。

适应证：阴疽而皮色转红疼痛的病症。

方药组成：全蜈蚣9克　淡全虫9克　斑蝥（去头足与元米同炒）9克　大黄9克　藤黄9克　雄黄9克　蟾酥6克　炙甲片6克　麝香1克　三梅片1.5克

制法：除麝香、冰片外，先将上药共研细末，过筛后，再加入麝香、冰片研匀。

用法：置膏药中贴之。

方解：本方是三黄散与五虎大发散的合方，既具有温通走窜攻坚散结的作用，又具有清热的功用，主要用于阴疽漫肿而皮色转红的病症，如发背、脑疽等。所以方名取作中发散。

说明：皮肤过敏者，宜慎用。

(21) 黄龙散

功能：软坚消块。

适应证：乳房结块根坚，及乳癖皮色不红不痛之症。

方药组成：黄鱼背上刺（炙）90克　炙陈皮30克　炙橘核30克　炙方八（即炙木鳖子）30克　老松香30克

制法：共研细末。

用法：以米醋调敷患处。

方解：本方中黄鱼背上刺是治乳房结块的特殊药物，有消散的功能，又配用清散软坚的方八、松香以及理气散结的橘核、陈皮，所以有消散乳块的作用。

说明：本品有剧毒，不可内服，以防中毒发生惊搐。

（二）咬头箍脓类

（22）外用代刀散

功能：咬头溃脓。

适应证：痈疽、流注有脓不溃者。

方药组成：生斑蝥4.5克　炙巴豆肉6克　白信（即白砒）1克　银朱1.5克

制法：共研细末，过筛。

用法：掺于疮头上，外用膏药覆盖。

方解：本方斑蝥、巴豆、砒石腐蚀皮肤作用甚为峻烈，配合银朱以加强它的咬头溃脓作用，所以名之为代刀散。

说明：①本方适用于疮痈脓毒已熟，而不愿手术切开排脓的病人。

②此药有剧毒，切忌入口。

（23）文将丹

功能：散结、软坚、咬头箍脓。

适应证：痈疽发背、化脓将溃根坚等病症。

方药组成：蜈蚣7条　炙僵蚕4.5克　淡全虫7只　麝香1克　雄黄9克　炙甲片4.5克　制乳没各3克　五倍子15克　犀黄2克　蝉衣7只　三梅片1.5克

制法：除麝香、冰片、犀黄外，先将上药共研极细，过筛，后加入麝香、犀牛黄、冰片研匀。

用法：放膏药中，贴患处。

方解：本方用蜈蚣、全虫咬头散结，作用较和缓而弱，故名之为文将丹。佐以甲片、乳没活血消肿，麝香、冰片走窜消散，僵蚕、雄黄、牛黄解毒，故具有散肿箍脓作用。

（24）武将丹

功能：消散，咬头，箍脓。

适应证：痈疽肿胀将成未成者。

方药组成：五倍子15克　炙僵蚕4.5克　炙龙衣（即蛇蜕）3克　炙甲片4.5克　雄黄9克　淡全虫6克　斑蝥（元米同炙去头足）3克　麝香1克　三梅片1.5克

制法：除麝香、梅片外，先将五倍子、甲片、雄黄等分别研细，再和入余药共研极细过筛，最后加入麝香、冰片研匀。

用法：置膏药中，贴患处。

方解：本方用斑蝥腐蚀咬头，作用较文将丹为强，故名武将丹，其余作用均与文将丹相仿。

说明：龙衣在炮制时，要注意适度，焙至色黄即可，不能焦枯，以免失去效用。

（25）猛将丹

功能：软坚消肿，咬头箍脓。

适应证：痈疽肿胀、坚硬，将成未成者。

方药组成：即武将丹加生南星9克、生半夏9克。

制法：研极细末，瓷瓶收贮。

用法：掺膏药内贴患处。

方解：本方在武将丹基础上加半夏、南星，增强了温化散结的功效。痈疽肿疡将化脓而未成脓者能消，已成脓而头不高突者能箍，使根脚收缩咬头出毒是此散之特长，故名为猛将丹。

（26）追毒丹

功能：箍脓咬头，攻毒散结。

适应证：痈疽化脓、头不溃破、根脚不收等病症。

方药组成：蟾酥1.5克　蜈蚣1条　硇砂1.5克　雄黄3克　轻粉1.5克　朱砂3克　白丁香1.5克　三梅片1克　麝香0.3克

制法：除梅片、麝香外，先将其他七种药共研极细末，过筛，最后加入梅片、麝香研匀。

用法：放于膏药中，贴疮头上。

方解：本方用硇砂、轻粉腐蚀疮头，蜈蚣、蟾酥攻毒散结，朱砂、雄黄解毒散结，冰片、麝香走窜消肿。

附：外用麻醉类

（27）孙武散

功能：麻醉镇痛。

适应证：痈疽已熟，需作切开排脓手术者。

方药组成：荜茇1.5克　制乳没各6克　生南星9克　川乌（泡去皮）18克　生草乌18克　肉桂1.2克　生半夏18克　白胡椒0.6克　花蕊石1.8克　风茄子（即曼陀罗种子）12克　白丁香30克　蟾酥9克

制法：共研细末。

用法：手术前，先用烧酒调敷患处，约隔半小时后施行手术。

方解：本方风茄子、蟾酥、生川草乌、生半夏、生南星外用均能局部麻醉，配以乳没活血止痛，肉桂、荜茇温通血脉，可加强麻醉的功效，使局部麻木不仁，失去知觉，便于施行切开手术。

附：外敷麻药散

孙武散去风茄子、丁香、花蕊石、肉桂，加北细辛，效用相同，但功力稍逊于孙武散。

（三）拔毒祛腐类

（28）提脓丹

功能：提脓拔毒。

适应证：痈疽，疔疮溃破者。

方药组成：煅石膏（尿浸水飞）15克　人中白9克（水飞）　铁儿茶9克　风化元明粉15克　轻粉4.5克　飞青黛4.5克　三梅片1.5克

制法：除梅片外，先将元明粉、轻粉分别研细，再和入余药共研至极细，过筛，后入梅片研匀。

用法：放于疮口上，外盖膏药，每日换药1～2次。

方解：本方用煅石膏、轻粉、铁儿茶拔毒收湿，加入人中白、青黛、元明粉清热消炎，三梅片引诸药渗透，合而用之，使毒去脓清而诸症可除。

说明：本方为一般拔毒生肌外用药，适用于阳证痈疮溃破的病症，为临床最为常用者。

（29）三仙丹

功能：拔毒、生肌。

适应证：痈疽溃破，脓泄不多者。

方药组成：红升药6克　煅石膏（尿浸水飞）60克　三梅片1.8克

制法：上药各取净粉，共研细，过筛，瓷瓶收贮。

用法：将上药掺于疮口上，每日换药1～2次。

方解：本方用红升拔毒，毒净自能生肌，这是本方的主要药物。配以石膏清热、冰片行走，使之功效更佳。

说明：本方即九一丹加冰片，而较九一丹拔毒生肌的作用更为佳胜。适用于脓泄不多的病症。

（30）拔毒生肌散

功能：拔毒、祛腐、生肌。

适应证：痈疽、发背、脑疽溃破，脓泄不多，脓栓不脱的病症。

方药组成：寒水石9克　藤黄3克　东丹15克　铁儿茶4.5克　煅石膏（尿浸水飞）15克　红升药6克　三梅片1克

制法：除梅片外，先将寒水石研细，加入余药充分研匀，过筛，后入梅片研匀。

用法：若外疡溃烂面大，可用清洁毛笔蘸药粉撒于疮面上，外盖膏药，每日换1～2次。

方解：本方是三仙丹加味而成的外用方。方中红升比例增大，所以功效更为显著。寒水石与石膏同功，藤黄有消肿排脓之功，儿茶又助以东丹有吸湿收口之力，增加了它的功效。

（31）祛腐散

功能：祛腐。

适应证：痈疽、瘰疬毒盛，腐肉腥臭，脓栓不脱的病症。

方药组成：川巴豆适量。

制法：上药去油炒焦研末。

用法：置膏药中，贴患处，每天换1～2次。

方解：本方用一味巴豆炒焦外用，具有较强的祛腐作用，如溃疡疮口有网状膜不化及脓栓堵塞不脱者用之可自脱。

（32）扫盆排毒丹

功能：拔毒祛腐，生肌收口。

适应证：疮疡出脓后，腐不脱，久不收口。

方药组成：煅石膏120克　轻粉18克　血竭30克　乳香末18克　红升30克　三梅片4.5克

制法：除梅片外，先将轻粉、红升分别研细，和入各药共研极细，过筛，再加冰片研匀。

用法：掺于疮口上，外用膏药贴之，每日换1～2次。

方解：本方用轻粉、红升药拔毒祛腐，石膏、血竭、乳香生肌，佐以三梅片引药渗透，并加强排毒生肌收口之功。

（33）红灵丹

功能：消肿、拔毒、定痛、散结。

适应证：痈疽溃破，肿毒不清，疮口作痛的病症。

方药组成：血竭9克　炙玄参9克　斑蝥6克（与元米同炒）　银朱4.5克　制乳没各4.5克　麝香0.45克　梅片0.6克

制法：除麝香、梅片外，前六味药共研细末，过筛，再加入麝香、梅片研匀。

用法：掺于疮口上，用膏药盖之，每日更换1～2次。

方解：本方乳没、血竭消肿拔毒，又能止痛，银朱、麝香、冰片、斑蝥都能消散，是拔毒与消肿并重的药品，适用于疮疡已溃，肿毒不消的病症。

说明：为了减低斑蝥对皮肤的刺激性，因而用元米与斑蝥同炒。

（34）黄灵丹

功能：清热拔毒、消肿。

适应证：乳痈溃透，疮口流乳，久不收口者。

方药组成：人中白（水飞）15 克　石膏（尿浸水飞）24 克　雄黄 9 克　藤黄 9 克　川贝母（去心）9 克　四梅片 24 克

制法：除梅片外，先将腰黄、藤黄、人中白分别研细，和入石膏、川贝等共研极细、过筛，和入梅片研匀。

用法：掺于疮口上，外贴膏药，每日更换 1 ~2 次。

方解：本方石膏、人中白清热，藤黄、雄黄消肿，川贝母化毒排脓，在应用上着重于疮疡溃后余肿不消，脓毒不清之症。

（35）青灵散

功能：清热消肿，祛腐、生肌。

适应证：疮毒焮红，脱皮腐溃，及水火烫伤，乳岩溃烂等病症。

方药组成：煅石膏 30 克　海螵蛸（去硬壳）9 克　青黛 3 克　犀牛黄 0.6 克　珍珠粉 1 克　三梅片 1.5 克

制法：除梅片外，先将上药共研细末，过筛后，再加入梅片研匀，用瓶装，封固。

用法：干掺于疮口上，或用麻油调成糊状，或凡士林 2 ：8 调成软膏敷于患处，每日 1 ~2 次。

方解：本方用石膏、牛黄、青黛能清热消肿，海螵蛸能吸湿去腐收敛，珍珠粉能生肌长肉。在应用上着重在于清热收敛。

说明：本方去犀牛黄、珠粉，亦称青灵散，作用相仿。但治疗乳岩溃烂出血者，应加入牛黄、珠粉二药，以增强消炎祛腐作用。

附：青灵软膏

青灵散加入黄石脂内（5:1），调匀。功用、主治与青灵散同。撒于纱布上敷患处，每日 1 次。

（36）提瘰丹

功能：祛腐提核，拔毒收口。

适应证：瘰疬已溃，硬核不脱。

方药组成：水银3克　硼砂3克　火硝3克　明矾3克　皂矾3克　食盐3克

制法：除水银、食盐外，其他四种药先行研极细末，再加入水银、食盐研至不见水银星点无声为度，放入瓦盆内，用粗瓷碗合盖，外用盐泥封固，不可流气，置于炭火上约炼一小时左右取下，待冷，其药之结晶体上升于碗底上，将药刮下研细，用白米饭和合，捣丸如芥子或绿豆大小，朱砂6克为衣。

用法：视疮口面积大小取药丸放疮头上。外用棉纸2~3层覆盖，敷一日一夜揭去，如硬核脓栓脱落后，改用和合丹收口。

方解：本方用水银祛腐拔毒，配用火硝攻坚，使毒易化而排出，硼砂解毒消散，使余毒清除，明矾皂矾收敛疮口。

说明：①此药略有刺激性，如用于治疗生有肉芽之腐溃面而核不脱的患者，有轻微痛感，不要揭去，忍耐片刻，疼痛则可消失。

②本品有剧毒，切不可内服。

（37）蜂鳖丹

功能：提脓、排毒、退肿。

适应证：痈疽溃破，疮口较小，脓头堵塞不能排出者。

方药组成：炙枯鳖甲9克　蟹壳9克（炙灰）　煅人中白15克　连子蜂房9克（炙灰）　煅石膏9克　三梅片1.5克

制法：除梅片外，先将鳖甲、蟹壳、人中白分别研细，和入蜂房、石膏等共研细过筛，后和入梅片研匀。

用法：掺入疮头，外用太乙膏或将青灵软膏涂于纱布上覆盖，每日换药1～2次。

方解：本方中鳖甲、蟹壳、蜂房均有提脓排毒作用，石膏、人中白及冰片均有清热消肿的功效。

（38）蟹爪丹

功能：清热退肿，提毒收口。

适应证：脚发背、肿胀腐烂等症。

方药组成：蟹爪炭9克　尿浸金煤（即无烟煤）9克　煅人中白15克　青果核（炙）9克　煅石膏（尿浸）15克　三梅片1.5克

制法：共研细末，过筛，备用。

用法：掺于疮面上，外盖膏药或用麻油调成糊状敷于患处。

方解：本方用蟹爪灰消散除毒，为治脚发背之专药，石膏、人中白、青果核清热退肿，尿浸金煤消肿清热收敛疮口，主要用于脚发背溃破腐烂的病症。

（四）平胬消瘘类

（39）冰梅散

功能：平消胬肉。

适应证：胬肉外凸，不能收口者。

方药组成：炙乌梅肉9克　熟地（炙灰）4.5克　三梅片1克

制法：共研细末，过筛。

用法：将药粉掺在胬肉凸出上，外用膏药固定，每隔2～3日换一次。

方解：本方用乌梅为主药，具有腐蚀胬肉作用，配用冰片有清热的功效，用熟地可滋养阴血促使收口。

附：平安饼

本方去梅片加轻粉，功能平胬肉祛腐毒，可治胬肉外凸脓腐不清之症。

(40) 退管散

功能：拔毒消管。

适应证：疮疡溃后脓毒不清，久不收口，已成瘘管者。

方药组成：蜣螂虫3克　黄升3克　干姜1克　公丁香1.5克　硼砂3克　炙全虫1.5克　银朱3克　炙蜈蚣9克　煅炙磁石9克　犀黄0.45克　炙桑螵蛸9克　冰片1克

制法：共研细末，过筛。

用法：掺于伤口上，外盖膏药；或用药粉拌在纸捻上，插入疮口深处，每日换药1~2次。

方解：本方用蜣螂虫、炙蜈蚣、桑螵蛸解毒活血，以消瘘管，又用干姜、丁香温和血脉，便于收功。然而脓毒未清者，收口后仍将复发，所以配黄升以拔毒；又须防止热毒侵入，所以又配犀黄、硼砂以清热解毒。

附：止血类

(41) 加味紫金丹

功能：止血。

适应证：疮疡腐烂，伤及血管而流血不止，如搭手等病，或刀伤出血者。

方药组成：紫金藤（即降香，炒去油，劈细）250克　乳香60克（去油）　没药60克（去油）　血竭45克　五倍子45克（炒成团）　龙眼核（炒研）250克　炙象皮250克　煅龙骨15克　血余炭250克　海螵蛸250克

制法：各药分别研细，再和匀共研极细，过筛，贮于瓷瓶中，勿泄气。

用法：掺于出血疮面上，外用棉花纱布固定。

方解：本方降香等药都具有较强的收涩止血作用，而配用乳没、血竭的目的有三：①活血，可止血而不留瘀；②止痛，可制止疼痛；③还具有能消痈疮的作用。

（五）生肌收口类

（42）和合丹

功能：生肌收口。

适应证：诸疮久不收口及褥疮等症。

方药组成：煅石膏30克　飞东丹30克　三梅片2克

制法：先将石膏、东丹共研极细末，过筛，再入冰片研匀。

用法：放膏药中贴患处，或用麻油调成糊状外敷。

方解：本方用煅石膏、东丹消炎防腐，促使溃疡面肌肉生长，加用梅片引诸药渗透，从而达到新肉生，疮口愈合的目的。

说明：外用石膏宜煅，以减少其凉遏之性，又能起到收敛之功。

附：和合软膏

本方用黄凡士林以2:8调成软膏，用于诸疮脓毒已尽仍不收口者。对褥疮脱皮腐烂者用之，既能护疮，又能化腐生肌。

（43）甘石丹

功能：生肌收口。

适应证：诸疮疡毒腐肉已净，脂水淋漓，久不收口。

方药组成：飞东丹30克　制甘石9克　煅石膏30克　乌贼骨6克　三梅片1.5克

制法：除梅片外，先将乌贼骨（去硬壳）研细，再入各药共研极细，过筛后，最后加入冰片研匀。

用法：掺在疮头或疮面上，外贴膏药。

方解：本方在和合丹的基础上，加乌贼骨、甘石二药均有收敛吸湿作用，对脂水不尽，不能收口者尤为适宜。

说明：制炉甘石方法如下：取生炉甘石贮于新大砂罐内，外以铅丝箍紧，放炭炉上煨一日一夜，再取下退火气，用绢筛筛过，放乳钵中，水飞晒干，盆口上以丝棉糊口，不使灰尘侵入，晒干后再研细；另用药物（方附于下）文火徐徐煎收浓汁，再用羚羊片煎浓汁和前药汁，一同拌入炉甘石粉内，调和如糊状，再放入瓷盆中炎日晒干。

附：煎药方

①细木通9克　藁本9克　川贝母9克　防风9克　桑叶9克　羌活9克　知母9克　生地30克　谷精草9克　天麻9克　杞子9克　连翘9克　金银花9克　白芷片6克　荆芥9克　北细辛9克　生大黄15克　薄荷叶9克　杭菊花9克　木贼草15克　龙胆草9克　红花4.5克　甘草9克　生赤芍9克　生黄柏15克　川芎6克　川连15克　黑山栀9克　生黄芩15克　石决明30克

②羚羊片（每制炉甘石500克，用羚羊片3克）

注释：制炉甘石又为眼科外用点眼配方的要药，其它外科各药的配方中也都能适用。

（44）桃花五宝丹

功能：生肌收口。

适应证：外疡腐肉脱净，或肉芽渗血不收口者。

方药组成：水飞东丹24克　煅石膏30克（尿浸）　海螵蛸9克（去硬壳）　久年柩灰或陈石灰晒干研细15克（水

飞） 三梅片1.5克

制法：除梅片外，先将各药共研极细末，过筛后，加入梅片研匀。

用法：掺于伤口上，外贴膏药。或用黄凡士林调成软膏，涂纱布中盖在疮口上，每日更换1～2次。

方解：本方用东丹、海螵蛸防腐收敛，促使腐溃面收缩，加煅石膏、枢灰消炎收口并有止血之功，佐以梅片引药渗透，共达肌肉生长，疮面愈合之目的。本品即甘石丹去甘石加枢灰而成，作用相仿。

（45）牡龙丹

功能：生肌收口。

适应证：诸疮溃后，毒尽而不收口，以及臁疮皮肉不生等症。

方药组成：煅牡蛎9克 煅龙骨9克 海螵蛸9克 飞东丹15克 煅石膏15克 制炉甘石6克 老白占4.5克 三梅片2.4克

制法：先将老白占切成粉状，与各药共研细末，至无声为度，过筛，最后和入冰片研匀。

用法：掺于疮口上，外盖薄贴。一般疮疡每日换药1～2次，臁疮每隔1～2日换药一次，外用软布包扎固定。

方解：本方以煅龙牡、炉甘石收敛腐溃面，配合海螵蛸、东丹、煅石膏消炎生肌，老白占（即白蜡）护肤而生肉芽，梅片引药渗透，合而用之，有生肌收口之效（本方是甘石散加龙牡白蜡制成，加强了收敛疮口，吸去脂水的作用）。

说明：本方用于治臁疮硬口及溃疡面较大久不收口者，疗效较好。若见臁疮周围硬肉者，先用毫针星刺出血，或用剪刀剪去其硬肉，再用本方掺于疮口上，外盖膏贴，可加速疮口的愈合。

（46）菩提露

功能：消炎止痛。

适应证：痔疮或脱肛引起肛门四周糜碎作痛者。

方药组成：真熊胆1克　冰片0.3克

制法：共研细末，过筛，置瓶中封固备用。

用法：以冷茶汁10汤匙，调化搽敷患处。

方解：本方以熊胆清热解毒，冰片清热止痛，对痔疮、脱肛糜碎作痛者有治疗作用。

说明：熊胆清热解毒甚佳，然货少价贵，可用猪、鸡等胆汁代用，功力虽然较弱，却有相同的作用。

附：脱肛散

本方加蝉衣末2.4克，功能升提，用麻油调敷，可治脱肛。

二、治疗疔疮者

（47）消疔止痛散

功能：清热解毒，消疔止痛。

适应证：疔疮初起，红肿疼痛。

方药组成：壁虎三条（炙灰）　耳垢3克　大黄6克　藤黄4.5克

制法：上药共研细末，过筛。

用法：用温开水或红茶汁调敷患处。

方解：本方四药均有消肿散结作用，其中大黄又能清热解毒活血祛瘀，耳垢还能止疼，所以配合应用具有清热消散之功。

说明：壁虎，又名天龙。功能散结消核。耳垢，又名耳塞，有消炎止痛作用。

（48）消疔散

功能：消肿止痛。

方药组成：苍耳虫30条（炙焦） 人指甲4.5克（炙焦） 活蜘蛛五只（炙灰） 白僵蚕3克 蟾蜍6克 耳垢2.4克 银朱4.5克 壁钉螺蛳15克（炙灰） 月黄（即藤黄）4.5克 三梅片1.5克 元寸香0.3克

制法：将各药炙制后研细，再加入麝香、冰片，共研极细过筛。

（49）黑疔散

功能：清热解毒，消散疔疮。

适应证：疔疮初起肿痛，根脚坚硬者。

方药组成：煅磁石30克 杜蟾酥6克 银硝9克 壁虎2.4克（炙灰） 麝香1克 大梅片1.5克

制法：除麝香、冰片外，先将磁石研细，再加入各药共研极细，过筛后，和入麝香、冰片研匀。

用法：置清膏药中贴之。

方解：本方磁石、蟾酥解毒散结镇痛，壁虎、银硝消散，麝香、冰片合诸药以香窜行散，都具有清热解毒消散疔疮的作用。

说明：此散对疔疮未溃者，能发散；已溃者，能拔毒祛脓栓。

（50）疔疮二虫散

功能：止痛消散，拔毒提脓。

适应证：疔疮初起，肿痛较剧，或疔毒走黄，肿势散漫者。

方药组成：苍耳虫100条 青蒿虫100条 百草霜6克 梅片1克

制法：将前二虫捣烂，和入百草霜，放在石灰甏中，吸去水分，使之干燥后研细，再加入梅片研匀。

用法：置膏药中贴患处，或敷患处用纱布覆盖，橡皮膏固定。

方解：本方中苍耳虫、青蒿虫为治疗要药，具有良好消散疔毒的作用，对疔疮肿痛较剧或走黄者常外用之。

说明：苍耳虫，即苍耳草茎内的虫。青蒿虫，即青蒿茎内的虫。

（51）拔疔锭

功能：活血祛瘀，拔毒排脓。

适应证：疔疮溃破，脓毒泄而不多，根脚坚硬不化而疼痛者。

方药组成：降香末适量　鲜白虾适量（去壳）

制法：上药共捣如泥，搓成线条状，晒半干，每3毫米长切一段，再行晒干，备用。

用法：将药线插入疮口中，外贴膏药，视脓毒排出多少，每日换1～2次。

方解：本方以降香活血祛瘀，虾肉拔毒排脓，用之可使疔毒根脚渐化而排出脓毒，能拔出疔脚，故名之拔疔锭。

（52）治疔提毒散

功能：咬头提毒。

适应证：疔疮脓毒已化，疮口不溃。

方药组成：斑蝥9克　大梅片1.2克　麝香1.2克　乳香1.8克　没药1.8克　玄参9克

制法：先将乳、没研细，加入斑蝥、玄参共研极细，过筛后，加入梅片、麝香研匀。

用法：置膏药中贴患处。

方解：本方用斑蝥腐蚀咬头，乳香、没药提脓消肿止痛，麝香、冰片走窜消散，所以本品既能咬头，又能拔毒消肿。

三、治疗皮肤病者

（53）皮脂散

功能：清热收湿止痒。

适应证：湿疹脂水蔓延瘙痒者。

方药组成：烟胶75克　煅石膏（尿浸水飞）60克　黄柏9克　青黛9克

制法：共研细末，过筛。

用法：用麻油调敷，或用凡士林调成软膏敷于患处。

方解：本方烟胶收湿止痒，黄柏、青黛、石膏能清热收湿，所以配合应用可治湿疹瘙痒。

说明：烟胶由烟煤胶结而成，在熏消牛皮的灶中或烧瓦窑中取得，有收湿止痒作用。

（54）青甘丹

功能：清热收湿。

适应证：皮肤湿疹，脂水不清，水火烫伤等症。

方药组成：青黛4.5克　煅石膏30克　制炉甘石30克　三梅片4.5克

制法：除梅片外，先将前三味药共研细末，过筛。后加梅片研匀。

用法：干掺，或用麻油调成糊状，敷于患处。

方解：本方所用四药都有清热作用，又有收湿的功效，适用于一般湿疹脂水或轻度烫伤的病症。

（55） 天行时毒丹

功能：清热解毒，收湿止痒。

适应证：皮肤湿疹脂水泛溢，以及天疱疮、浸淫疮等病症。

方药组成：青黛9克　甘草末6克　百草霜15克　黄柏末9克　飞滑石15克　煅石膏30克　煅人中白30克　青果核9克（炙灰）　尿浸金煤30克　梅片1.5克

制法：共研细末，过筛。

用法：青菜叶杵汁调搽，或用麻油调成糊状，涂于患处。

方解：本方石膏、滑石、青黛、黄柏、人中白等能清热解毒，黄柏和百草霜又能去湿止痒，为皮肤湿疹脂水淋漓的有效药品。

（56） 蜈蚣油

功能：去痂止痒。

适应证：癣疮、皮肤粗厚或脱皮，久治不愈者。

方药组成：活大蜈蚣10条　雄黄末9克

制法：先将蜈蚣卷入掺有雄黄的火纸内，蘸香油后取出，放在火上燃烧，把滴下之油盛在碗中，即得。

用法：将油搽涂患处。

方解：方中蜈蚣能脱落粗厚皮肤，配合雄黄以杀虫止痒，故对癞疮瘙痒脱屑及麻疯初起之症有效。

说明：火纸：又称大裱纸，如草纸状，然质薄而细腻。旧时用以卷成条状作点火之用，故名。

（57） 癣药浸液

功能：杀虫止痒。

适应证：牛皮癣、头癣等病症。

方药组成：百部9克　斑蝥（去头足，与元米同炒）4.5克

槟榔尖9克　白及9克　方八9克　樟脑4.5克　土荆皮9克　白芷9克　土大黄15克

制法：上药浸于高粱酒250克中，为期一周，去渣，取药液。

用法：用药液少许搽患处，每日1~2次。

方解：本方土荆皮、土大黄均为杀虫治癣要药，斑蝥能攻毒蚀疮，樟脑能渗透，以助杀虫之功，槟榔、百部、方八也有杀虫作用。

说明：①皮肤破损，不宜应用，否则易引起疼痛。

②本品刺激性较强，用时须注意不要侵及正常皮肤，以免引起红痛。

(58) 疥疮散

功能：杀虫止痒。

适应证：疥疮瘙痒。

方药组成：东丹15克　铁屑15克　明矾15克　花椒15克　硫黄15克　六一散15克

制法：共研细末，过筛。

用法：先用葱白杵烂如泥涂在碗内，用文火烤热熏手掌，再用麻油擦在掌中蘸药粉乘热搽患处。

方解：本方用硫黄、花椒杀疥虫，配用明矾止痒，东丹、六一散能清热生肌。

(59) 润肌膏

功能：活血润肌。

适应证：秃疮干枯，白斑作痒，发落不生，及下肢皮肤起屑，搔破后脂出血溢。

方药组成：当归4.5克　紫草18克　奶酥油60克

制法：上药与麻油360克入锅熬枯去药渣过滤，再用文火煎熬，加黄占180克烊化，搅匀至滴水成珠为度。

用法：将药膏涂于患处，每日更换一次。

方解：本方用当归、紫草凉血活血，奶酥油润燥止痒，再加黄蜡、麻油滋润皮肤，所以能凉血润肌。

说明：换药前宜用干燥药棉拭净患处。忌用水洗，以免病灶扩大。黄占，即黄蜡。

（60）秃疮膏

功能：清热去湿，杀虫止痒。

适应证：秃疮之脂水蔓延、结痂、落屑等症。

方药组成：①硫黄9克　轻粉4.5克　铜绿9克　绿矾9克　烟胶9克　血竭9克　樟脑6克（上药研成细粉）

②羌活4.5克　川连4.5克　黄芩4.5克　独活6克　玄参9克　红花4.5克　生地30克　当归9克　丹皮9克　黄柏9克（上药入油煎熬）

制法：先将第一类药物研粉备用。再将第二类药物用菜油或麻油煎枯去渣，加入黄白蜡各15克烊化，文火继续熬煎浓缩后加入第一类各药药粉，搅匀，熬至滴水成珠为度。

用法：搽在患处，用布包扎固定，每隔1～2天换一次。

方解：本方用羌独活祛风去湿，川连、黄芩、黄柏、玄参清热去湿，硫黄、铜绿、轻粉、绿矾杀虫止痒拔毒，佐以樟脑、血竭、槟榔、烟胶加强止痒之功，“治风先治血”，所以又配合生地、当归、丹皮、红花等活血药物。

说明：本方宜在冬季进行治疗。

（61）夹纸膏

功能：去腐生肌。

适应证：下肢溃疡远年不敛及脚丫脱皮等症。

方药组成：生铜绿 15 克　飞东丹 30 克　生炉甘石 15 克　三梅片 1.5 克　飞辰砂 6 克　金炉底 30 克　老白蜡 12 克

制法：上药共研细末，过筛，将生猪油捣烂，加入药末调匀成膏。

用法：摊于油纸上，上面再覆盖油纸一层，使药膏夹在二层油纸的中间，油纸的一面刺小孔若干，用有孔的一面贴敷患处，每隔 1～2 日换一次。

方解：本方用铜绿、朱砂、金炉底去远年宿腐，东丹、炉甘石收敛生肌，梅片引药渗透，并配用猪油、白蜡以生肌护肤，共奏生肌收口之功。

说明：金炉底，即煅炼金银物器炉底下的灰层。

（62）白金膏

功能：拔毒生肌收口。

适应证：臁疮久溃不敛，痈疽久不收口，乳头皲裂，癣痒脂溢等病症。

方药组成：扫盆 6 克　铅粉 24 克　白占 60 克　赤石脂 9 克　石膏（尿浸水飞，煅）9 克　铜绿 9 克　制炉甘石 9 克　人中白（水飞）9 克　煅龙骨 6 克　梅片 3 克

制法：除白占、梅片外，先将各药共研细末，过筛后，加板猪油 420 克　清水 3～4 匙煎熬，去油渣，取净油，即加入药粉，用竹棍不断搅动，再熬至油滚，用钢筛过筛后，微火趁热再加入白占搅匀烊化，将离火时加入梅片和匀，至油滴入水中凝结水面不化为度，放入瓷瓶内备用。

用法：将药膏涂在消毒纱布上，贴患处。

方解：本方用轻粉、铅粉功能拔毒，石膏、人中白功能清热，龙骨、甘石、赤石脂能收湿敛疮，配合应用有拔毒生肌作用。

说明：煎熬时宜用铜锅或陶瓷沙锅，忌用铁器以防药性变化。扫盆，即轻粉。

（63）湿毒膏

功能：收湿、止痒、生肌。

适应证：远年烂脚疮及皮肤湿疮脂溢黄水等症。

方药组成：铜绿9克　赤石脂9克　东丹30克　炉甘石9克　血竭9克　制松香9克　海螵蛸9克　飞滑石9克　黄柏末9克　儿茶9克　樟脑4.5克　制没药6克　甘草末9克　铅粉1.5克　制乳香6克　煅水龙骨15克　三梅片4.5克　煅石膏24克

制法：先将上药共研细末，另将黄占30克、白占30克与生猪油熬溶去油渣，纳入药粉，调成软膏。

用法：敷于患处。

方解：本方用海螵蛸、炉甘石、黄柏、东丹、石膏、铅粉等收湿生肌，是为主要部分；又用乳没、赤石脂、铜绿等活血去腐以助收口，制成油膏，便于应用。

说明：水龙骨，即木船填嵌木缝中的桐油石灰，在修理木船时取下，供药用，现在不易取得，可改用远年陈石灰。

（64）枯矾散

功能：收湿止痒。

适应证：脚丫湿烂，脱皮作痒者。

方药组成：枯矾9克　煅石膏（尿浸水飞）9克　东丹9克　轻粉3克

制法：共研细末。

用法：掺于患处。

方解：本方用轻粉杀虫止痒，枯矾收湿，东丹、石膏清热生肌。

(65) 阴痒外洗煎

功能：收湿、杀虫、止痒。

适应证：绣球风及阴道滴虫作痒者。

方药组成：威灵仙9克 蛇床子9克 当归尾9克 砂仁壳6克 苦参片9克 土大黄30克 胡葱头30克

制法：宽水煎汤。

用法：趁热熏洗患处，每日2~3次。

方解：本方土大黄功能杀虫疗癣，蛇床子有杀虫止痒作用，苦参、砂仁壳能燥湿，当归、威灵仙、胡葱能祛风活血止痒。

说明：用本方熏洗后，再用燥囊牡蛎散外用。

(66) 燥囊牡蛎散

功能：收湿止痒。

适应证：绣球风阴囊皮肤湿痒病症。

方药组成：牡蛎（醋煅）30克 雄黄3克 枯矾3克 硫黄6克 苦参6克 蛇床子6克

制法：共研细末，过筛。

用法：干掺，或用菜油调敷患处。

方解：本方雄黄、硫黄、蛇床子能杀虫止痒，牡蛎、枯矾、苦参有收湿作用。

说明：可配内服药肾囊解毒汤治疗。

四、治疗咽喉病者

(67) 珠黄青吹口散

功能：清热解毒、涤痰、利咽。

适应证：烂喉痧、喉癣、喉蛾、喉痈、喉风、喉痹等病证。

方药组成：薄荷3克　石膏3克　水飞人中白3克　西瓜霜3克　老月石3克　天竺黄3克　川连2.1克　生甘草2.1克　飞青黛2.1克　珍珠粉0.9克　犀黄0.6克　大梅片2.1克

制法：共研极细末，过筛。

用法：吹咽喉部，每日2~3次。

方解：本方用犀黄、珠粉、西瓜霜、人中白具有清热解毒作用，又均为利咽要药，配用石膏、青黛、川连、生草清热泻火，故本品清热解毒作用较为显著。更有薄荷辛凉利咽，天竺黄、硼砂清热豁痰，故对热毒壅盛，痰涎结滞的咽喉重症有清热解毒涤痰、利咽的功效。

(68) 解毒中白散

功能：清热解毒、祛痰、收敛。

适应证：烂喉痧、烂乳蛾、喉疳、口疳等病症。

方药组成：煅人中白3克　飞青黛3克　蜂儿茶6克　雄黄0.6克　马勃粉0.6克　煅轻元灰0.9克　月石3克　冰片0.9克

制法：除冰片外，先将蜂儿茶置于石灰甏中化解；再与各药共研极细过筛，然后和入冰片研匀。

用法：用药粉少许吹入患处，每日2~3次。

方解：本方用煅人中白、马勃清热解毒利咽，佐以青黛清热泻火，雄黄解毒，月石祛腐，蜂儿茶、轻元灰消炎收敛，冰片引诸药直达病所，以加强局部消肿防腐之功。合而用之，共奏清热解毒，祛腐收敛之效。

说明：凡烂喉重症，加牛黄0.3克，珍珠粉0.3克，咽喉不烂肿者加元明粉3克以消肿，并能祛除痰涎。煅轻元灰，即灯心草煅炭存性。制法：用灯心草浸在清水中片刻取出，再置入淡竹管内，两头封固，外涂湿泥土约9～12毫米厚，放在炭火炉上，烧至泥土发红，即取下退火，去掉泥竹即得。

（69）八宝珠黄散

功能：清热解毒、收敛。

适应证：咽喉糜烂、口舌生疮、经久不愈者。

方药组成：濂珠1.5克　川贝6克　煅龙骨1.5克　西血珀3克　广犀黄2.4克　飞朱砂3克　煅人中白4.5克　煅石膏6克　大梅片2.4克

制法：除犀黄、梅片外，先将上药共研细末，过筛，再加入犀黄、梅片研匀。

用法：将药粉少许吹入患处，每日二、三次。

方解：方中用濂珠（即珍珠）、犀黄、煅人中白清热解毒利咽，川贝、朱砂解毒脱腐，配以煅石膏、血珀（即琥珀）、煅龙骨收敛生肌防腐，佐以梅片清热引药渗透，合而用之，共奏清热解毒，收敛防腐之功。

（70）喉科牛黄散

功能：清热解毒，祛腐。

适应证：乳蛾、喉核红肿或白腐，及喉痧、白喉等病症。

方药组成：牛黄1.8克　细川连4.8克　生黄柏4.8克　薄荷叶4.8克　飞雄黄1.5克　西瓜霜1.5克　硼砂1.5克　大梅片1.5克

制法：上药共研极细末，至无声为度，过筛。

用法：吹入患处，每日2～3次。

方解：本方以牛黄清热解毒为主，佐以川连、川柏、雄黄则清热解毒之功更为增强；又用薄荷、西瓜霜利咽消肿，硼砂祛腐，所以主要用于咽喉肿痛的病症。

（71）银硼漱口液

功能：清热解毒，祛痰消肿防腐。

适应证：一切咽喉红肿碎痛，亦可防治白喉或白喉带菌者。

方药组成：金银花12克　生甘草4.5克　土牛膝根30克　苏薄荷4.5克　硼砂6克

用法：上药加水600毫升，煎成300毫升，俟药液冷后漱口，一日3～4次。若作防治白喉者，则应连续漱口6天为一疗程。

方解：本方用金银花、硼砂为主药，正说明它的作用有二：在清热解毒方面，以金银花为主，又配合用生甘草、土牛膝清热解毒利咽，佐以薄荷更加强了它的利咽功能。而在祛痰防腐方面用硼砂以达到其效能。由于其中土牛膝是防治白喉要药，所以对于白喉病症也具有一定的防治作用。

（72）喉症漱口煎

功能：清热解毒，利咽消肿。

适应证：一切咽喉肿胀疼痛，牙关拘紧，汤水难下等症。

方药组成：薄荷叶4.5克　山豆根15克　咸秋石3克　金银花12克　生蒲黄12克　甘中黄9克　荆芥6克　生石膏60克　白菊花12克　土牛膝根30克

用法：上药加清水适量同煎，去渣取汁，待冷后漱口，日3～4次。

方解：本方是银硼漱口液加减而成。方中用菊花、石膏、秋石等清热解毒，生蒲黄、山豆根利咽消肿等品；同时又减去了硼砂，此方还可兼作内服，更能增强清热解毒消肿的作用。

五、治疗口腔病者

（73）上品冰硼散

功能：清热解毒、祛腐、消肿。

适应证：一切喉痛、乳蛾、喉风、喉痈、重舌、雪口、风火牙痛以及牙龈肿胀等病症。

方药组成：西月石9克（风化） 西瓜霜6克 飞朱砂2.4克 煅石膏15克（尿浸水飞） 海螵蛸（去硬壳）7.5克 京三梅1.5克

制法：除三梅片外，先将各药共研极细，至无声为度，过筛，再加入三梅片研匀，装入瓶中备用。

用法：用上药少许吹入患处，日2~3次。

方解：方中西瓜霜、石膏清热利咽，朱砂解毒消肿，海螵蛸收敛，西月石祛腐，配以三梅片清凉渗透，共奏清热解毒、祛腐、消肿之功效。

说明：①本方由《外科正宗》冰硼散加味而成。因其疗效较原方好，故名。

②本品虽对咽喉口齿诸病均可应用，但实际上用于舌疮、口疮、牙龈肿痛等病症为主。

③月石与西瓜霜合用，祛腐力较强。

④朱砂一味，用量不宜过多，因其有刺激粘膜之副作用，故对于疮口无白腐凹陷者慎用。

（74）加味柳花散

功能：清热解毒，祛腐收敛。

适应证：咽喉碎痛，口腔粘膜腐溃等症。

方药组成：飞青黛15克 生蒲黄15克 生黄柏15克 煅人中白15克 硼砂7.5克 梅片0.9克 薄荷叶4.5克

制法：除梅片外，先将人中白、硼砂等另外研细，再加入各药共研极细，过筛，后和入梅片研匀。

用法：用药粉少许吹入患处，每日3～4次。

方解：本品用青黛、黄柏、人中白清热解毒，利咽，蒲黄疗口疮，硼砂祛腐消炎，加用薄荷有辛散风热，增强清利咽喉的功效。

说明：本方由《外科正宗》柳花散加减而成。原方有肉桂一味，因其性味偏于辛温，对热毒引起咽喉、口腔粘膜腐碎者不适宜，故除去不用。本品虽然能治咽喉碎痛之症，但以用于口腔腐溃为主。

（75）走马牙疳散

功能：清热解毒，祛腐收敛。

适应证：阳明胃火炽盛，上攻牙床引起的走马牙疳病症。

方药组成：金枣丹4.5克　银枣丹9克　蜂儿茶3克　飞青黛3克　枯矾2.4克　煅人中白9克　炙桑螵蛸3克　铜绿6克　煅青果4.5克　竹鸡灰6克　水蛭灰6克　炙五倍子4.5克　珍珠粉0.6克　犀黄0.9克　硼砂3克　梅片1.5克　麝香1.5克

方解：方中金枣丹、银枣丹、竹鸡灰、铜绿解毒祛腐，尤以金枣、银枣为治牙疳之要药。佐以青黛、青果、犀黄、硼砂清热解毒，桑螵蛸、枯矾、五倍子、水蛭灰收敛防腐，麝香、冰片辛散透达，以加强清热解毒之功效。综合本方，具有清热解毒，祛腐收敛之作用。

说明：①金枣丹（原称砒枣散），由红枣去核，用白信如黄豆大，塞入枣中，置瓦片上文火炙灰，即成。

②银枣丹（又称雄枣散），由黑枣去核，将雄黄（或加冰片、竹鸡灰）纳入枣中，置瓦片上文火炙灰，

即是。

金枣丹、银枣丹，对牙疳腐烂尚未蔓延散大者，可按症情分别轻重应用。如毒散走窜，牙肉紫黑腐烂腥臭，以致穿腮齿落者，应用走马牙疳散则疗效尤胜。

③竹鸡，雉科动物，栖于山丘蔽地或丛林间，药用其肉，功能补中、杀虫。竹鸡灰乃炙炭存性者。

(76) 冰玉散

功能：清热化痰，祛腐收敛。

适应证：牙疳、口疮之肿痛溃腐等症。

方药组成：石膏（水飞、煅）30克　月石21克　炙僵蚕3克

制法：共研细末。

用法：用浓茶汁拭净口腔肿处的腐烂、附着物，再将药末吹于患处。

方解：本方以石膏、月石清热收敛为主，佐以僵蚕解毒化痰祛腐，故主要用于牙疳、口疮溃疡之症。

(77) 牙龈珍珠散

功能：清热解毒，消肿祛腐。

适应证：牙疳，牙龈红肿，及口腔、喉头腐碎作痛等病症。

方药组成：硼砂9克　雄精4.5克　川连1.5克　儿茶2.4克　冰片1.5克　薄荷2.4克　制黄柏4.5克　人中白9克

制法：共研细末，过筛。

用法：先以浓茶汁清洁患处，再用上药吹入。

方解：本方即喉科牛黄散加人中白、儿茶，去牛黄、西瓜霜，并应用硼砂而组成，故功效有所不同。由于除去牛黄、西瓜霜二药，在清热利咽方面作用较逊，而应用硼砂加儿茶，在祛腐收敛方面则有所加强，故主

要用治牙龈肿痛或喉头腐碎的病症。

说明：雄精，为雄黄之晶体色红发光亮而鲜明者。

六、治疗鼻病者

（78）碧云散

功能：清热泄浊，宣通鼻窍。

适应证：脑漏（鼻渊），鼻涕色黄而稠，鼻窍呼吸不畅，头痛额胀，不闻香臭等症。

方药组成：川芎 15 克　鹅不食草 15 克　细辛 3 克　辛夷 3 克　上青黛 1.5 克　三梅片 0.9 克

制法：共研细末，过筛。

用法：搐鼻，或用麻油调成糊状，以棉花栓蘸药塞鼻中。

方解：本方用细辛、辛夷宣肺气而通鼻窍，鹅不食草宣化湿浊，三药都是治疗鼻渊的要药，佐以青黛、梅片清热，川芎上引头目，辛开通散，合而用之，能使湿热清除，鼻窍阻塞得以通畅。

（79）鼻渊散

功能：清热化湿，通利鼻窍。

适应证：鼻渊常流黄粘浊涕、腥臭难闻等。

方药组成：辛夷花 30 克　薄荷叶 6 克　飞滑石 9 克　硼砂 9 克（风化）　大梅片 0.9 克

制法：上药共研细末，过筛。

用法：吹搐鼻内，每日 2～3 次。

方解：本方以辛夷、薄荷辛通肺气，而用滑石化湿，硼砂祛浊。药性平和，功效虽较缓弱，然用之无刺激为其特点。

（80）鼻菌散

功能：蚀疮散结。

适应证：鼻菌（鼻息肉）。

方药组成：甘遂末 3 克　甜瓜蒂 3 克　硇砂 1.5 克　飞辰砂 1.5 克　冰片 0.6 克

制法：共研细末，过筛。

方解：本方用甘遂末、辰砂（即朱砂）解毒消肿，硇砂蚀疮散结，佐瓜蒂以助消散，冰片辛香透达为引，故有消散鼻菌之功。

说明：①本品有毒，不可误作内服。

②用时如有鼻中流粉红涕液，是为药物溶化轻微的反应，可用手帕拭去，如反应有痛感，应间隔使用。

内　服　方

（81）金灯山根汤

功能：疏风化痰，清热解毒，消肿利咽。

适应证：咽喉红肿、乳蛾、喉痈喉风、咽痛等病症。

方药组成：挂金灯 9 克　山豆根 9 克　白桔梗 4.5 克　生甘草 3 克　嫩射干 4.5 克　牛蒡子 9 克

用法：上方用清水 600 毫升煎至 300 毫升，日服 2 次。

方解：本方以清热利咽和清热解毒两部分药物组成。方中挂金灯、山豆根、射干、桔梗均为清热利咽要药，生甘草具有清热解毒甘缓利咽作用；牛蒡子配合射干对痰涎壅滞，咽头堵塞，有宣畅利咽之功。故临床应用对于热毒壅盛咽喉肿痛诸症，殊有卓效。

说明：凡见恶寒发热，脉浮数，表邪甚者，加荆芥、薄荷、蝉衣等；但热不寒，舌淡或舌尖红，苔薄黄，脉数，里热甚者，加赤芍、丹皮、知母、金银花等；痰涎多，苔浊腻者，加僵蚕、瓜蒌皮、地枯萝等；头目晕眩，两目红丝，肝火较旺者，加桑叶、夏枯草、白芍等；大便干涩不爽者，加蒌皮仁，大便闭结者，加元明粉；体质阴虚火旺，舌红少津，口燥咽干者，加玄参、麦冬、生地等。

(82) 五宝化毒丹

功能：清热解毒。

适应证：口疳碎痛及疮疖热毒等病症。

方药组成：犀黄0.6克　珍珠粉0.6克　甘中黄0.24克　琥珀1.5克　川贝4.5克

制法：共研细末，过筛。

用法：日服1～2次，每次1.5～3克，绿豆汤调服。

方解：本方用犀黄、珍珠粉、甘中黄清热解毒，是为本方主要部分；佐以琥珀活血消肿，川贝化痰散结。诸药合用，具有清化解毒之功能。

说明：本方主要用治口疳、舌疮、碎痛之症。但对热毒疮疖也有良好疗效。

(83) 消散独灵丸

功能：清热解毒，祛瘀消散。

适应证：一切痈疽、疔疖、热毒弥漫、红肿疼痛、根脚坚结，或兼有大便秘结者。

方药组成：炙全蝎30克　炙壁虎10条　炙甲片60克　蜘蛛2只（炙灰）　炙蜈蚣10条　蟾酥60克　老腰黄60克　广木香30克　制乳香30克　制没药30克　生甘草30克　沉香9克　大黄30克　血竭30克　巴豆霜9克　麝香1.5克

冰片9克

制法：上药共研细末，水泛为丸，朱砂15克为衣，如黄豆大。

用法：日服2次，每次5～10粒。

方解：本方用大黄、甘草功能清热解毒，乳香、没药、甲片、血竭功能活血祛瘀，全蝎、壁虎、蟾酥、雄黄、蜘蛛等攻坚消结，麝香、冰片走窜消散，大黄、巴豆泻下排毒。诸药配合应用，是有清热解毒，祛瘀消散作用。

说明：①服后如出现大便溏泄者，可不必停药，如泻下较剧则应暂停。

②本药宜用于体健证实的病症。

③如热毒炽盛，亦可用黄连解毒汤或犀角地黄汤同服。

（84）消肿定痛丸

功能：消散定痛。

适应证：痈疽、疔疮、发背、流注未溃作痛等病症。

方药组成：制乳没各30克　血竭30克　飞朱砂3克　罂粟壳30克

制法：上药共研细末，烧酒为丸，朱砂为衣，如黄豆大。

用法：日服2次，每次2～3粒，温开水送服。

方解：本方用乳香、没药、血竭活血消肿和营止痛，佐以朱砂、罂粟壳镇静止痛，则其功更强。

（85）疔疮走黄散

功能：解毒退肿。

适应证：疔疮走黄，肿势蔓延，麻木不仁。

方药组成：带子蜂房1只　青龙衣1条

制法：青龙衣缠在蜂房上，外以烂泥涂好，置于炭火上煅，俟泥红取下，用碗盖在地上一夜，去泥，研末。

用法：以上药量约6克，分2～3次用陈酒调服。

方解：本方二药均有解毒消肿作用，故可用以治疗疔疮走黄及破伤风之症。

说明：①药后往往会有汗出症减的表现。

②患处局部宜配用二虫疔疮散敷治。

（86）痈疔百效丸

功能：解毒通下。

适应证：疔毒走黄或痈疮肿毒散漫的病症。

方药组成：大黄30克　明雄黄30克　巴豆肉9克（略去油）

制法：共捣如泥，加入荞麦粉，陈醋适量，做成丸剂，如绿豆大。

用法：每服10粒，温开水送下。

方解：本方用大黄、巴豆攻下通便，配合雄黄解毒消散，具有峻下热毒作用，服后可能引起腹痛腹泻，而疔疮走黄之证能随之减退。

说明：①本方药性峻烈，服用量不可过大。

②非症情严重者一般不用。

③本品只适用于实证，体虚者慎用。

④大便泄泻后，即停药，如腹泻不止，可啜冷粥半饭盏许，以止其泻。

（87）乳癖内消丸

功能：疏肝散结。

适应证：乳部结块皮色不变，或大或小，按之疼痛，推之可动者。

方药组成：醋煅牡蛎15克　蒲公英9克　橘核叶各9克　大小茴香各2.4克

制法：共研细末，水泛为丸，如绿豆大。

用法：每日2次，每次3~5克，陈酒送服。孕妇忌服。

方解：乳房为肝经所经之处，肝气郁结则生乳癖，本方大小茴香、橘叶疏肝理气，牡蛎软坚消结，蒲公英消散乳肿，故能用治乳癖之症。

说明：①本品宜长期服用。

②如乳房结块皮色不变而推之不能移动者，则为乳癌之症，可用小金丹，本品则不适应。

（88）肾囊解毒汤

功能：清泻湿热。

适应证：肾囊湿痒。

方药组成：龙胆草4.5克　连翘9克　生地12克　泽泻9克　淡黄芩4.5克　川连1.5克　当归9克　甘草1.5克　黑山栀9克　车前子9克　木通4.5克　赤茯苓9克

制法：用清水600毫升煎至300毫升。

用法：日服2次，早晚各服1次。

方解：本方是由龙胆泻肝汤加减而成（去柴胡，加川连、芩、翘），肾囊湿痒是下焦湿热之症，且肝经络阴器，与肝火亦有密切关系，故本方用龙胆泻肝汤泻泄肝火，而除下焦湿热，去柴胡是病非在胸胁，加连翘是增强清热解毒之功，益茯苓则除湿热之功更为显著。

说明：可配外用药燥囊牡蛎散同用。

（89）护心散

功能：解毒护心。

适应证：疔毒走黄，痈疽热毒内攻出现神智迷糊或昏迷等病症。

方药组成：生绿豆30克　制乳香3克　灯心炭9克

制法：共研细末。

用法：上药为一天量，分作2～3次，用生甘草30克煎汤，调服。

方解：本方绿豆、甘草能清热解毒，乳香镇痛以护心，所以对疔痈热毒攻心者有较好疗效。

说明：本方也可用于疮痈症势严重，即将造成热毒攻心的病症，事先服用，有预防作用。

（90）药毒攻心汤

功能：清热解毒。

适应证：外疡用降丹、升药或硫黄、水银等引起药毒内攻而出现烦躁神昏、恶心呕吐等症者。

方药组成：甘中黄9克　鲜贯仲15克　生绿豆30克

用法：加水适量，煎汤内服。严重者可每日2剂，煎汤频饮。

方解：本方三药均有良好的清热解毒作用。服用本方后可使热毒清解。

（91）疗牙痛汤

功能：清热宣散消肿。

适应证：牙痛及牙龈肿胀等症。

方药组成：升麻3克　葛根3克　生甘草1.5克　赤芍3克

制法：用清水煎汤，约300毫升。

用法：日服2次。

方解：本方以升麻、葛根配合为主，升麻对牙根肿胀或浮烂，有清热消肿，防腐解毒之功，配合葛根清胃热，再加赤芍、甘草凉血清热解毒，以清除上升之邪热。

说明：如因风火郁遏可加减使用。风胜加荆芥4.5克，防风4.5克，薄荷3克；火胜加黄芩、连翘各9克，丹皮6克，生地15克，牛蒡子9克；久痛不愈加柴胡2.4克，知母9克。